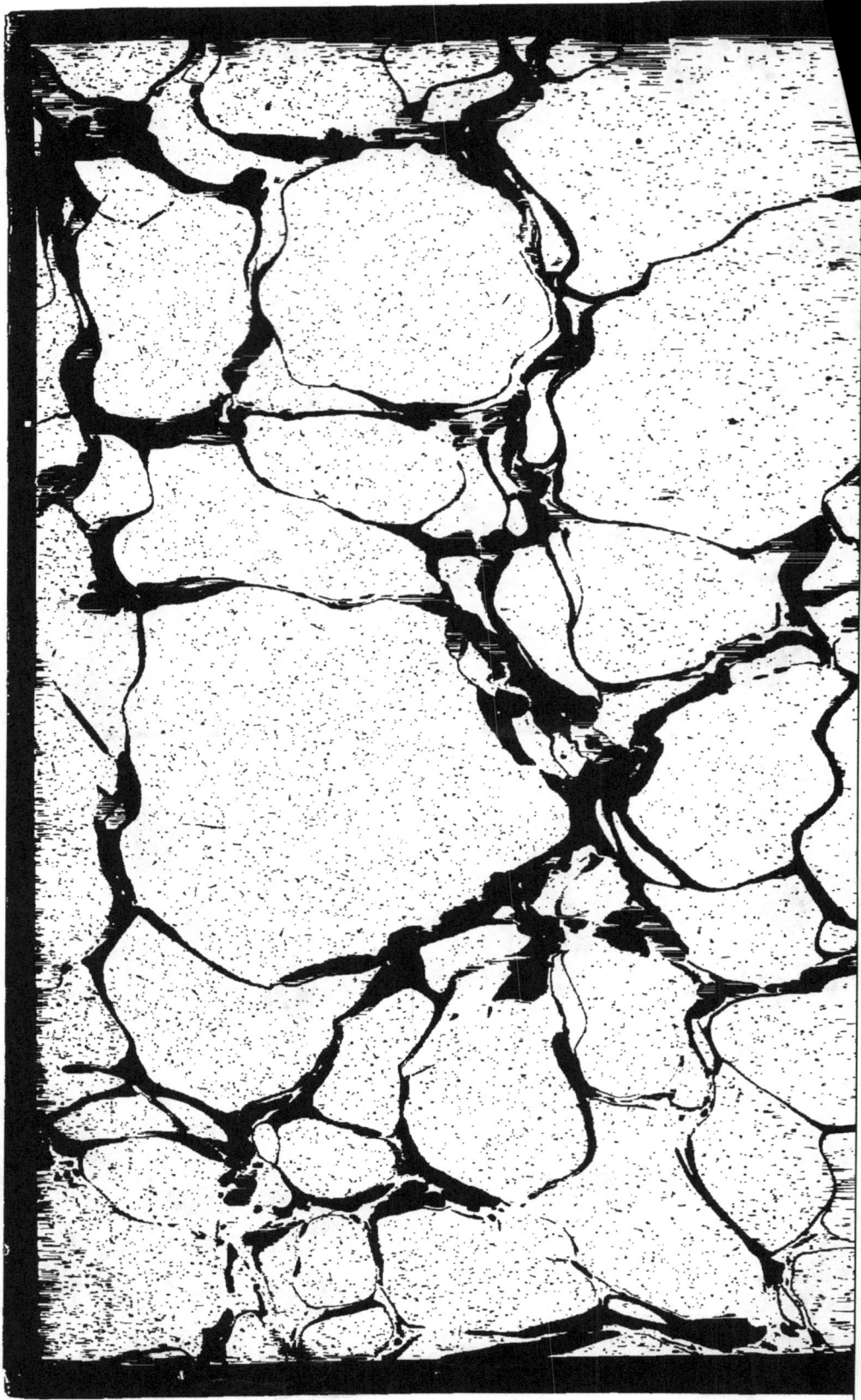

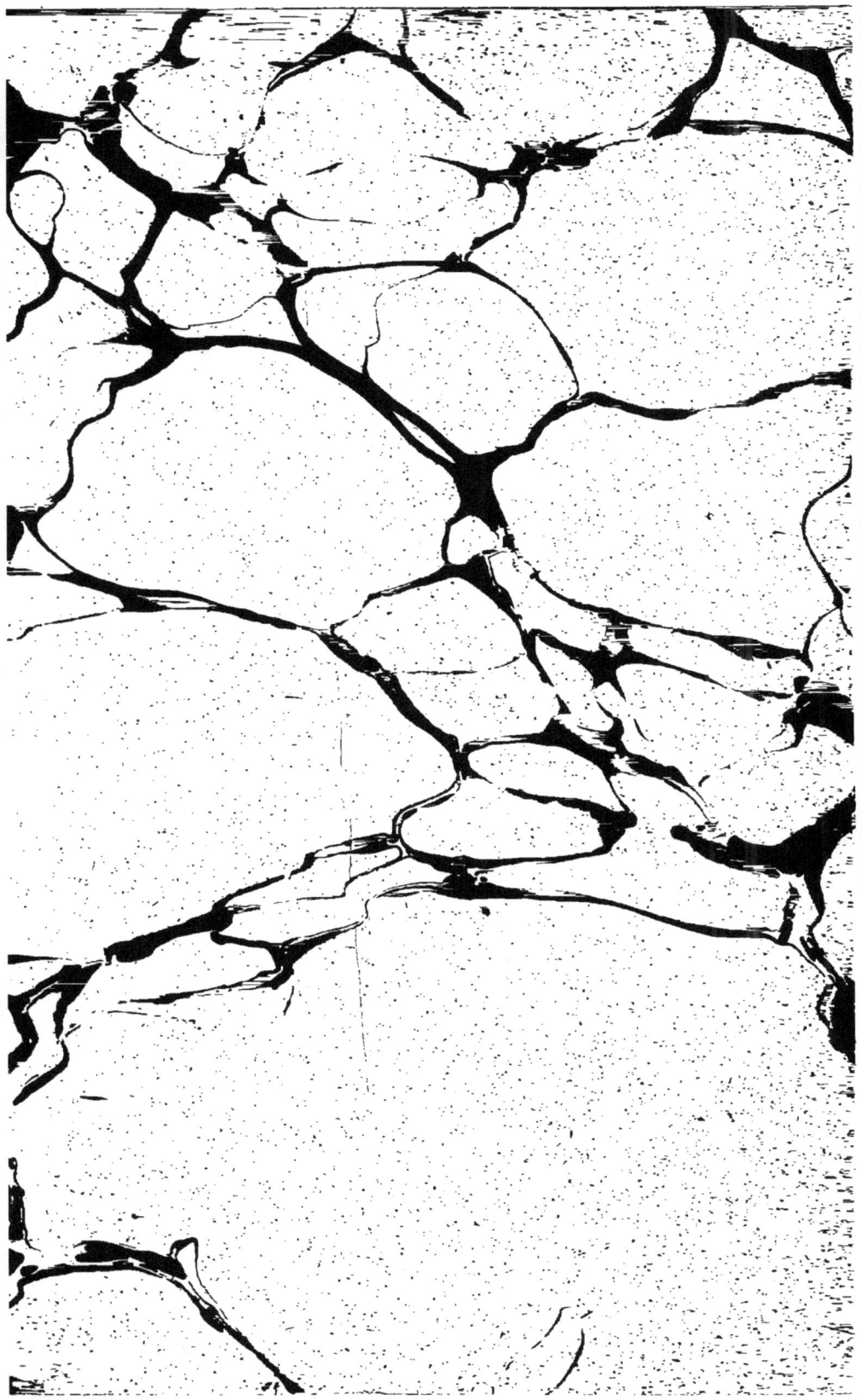

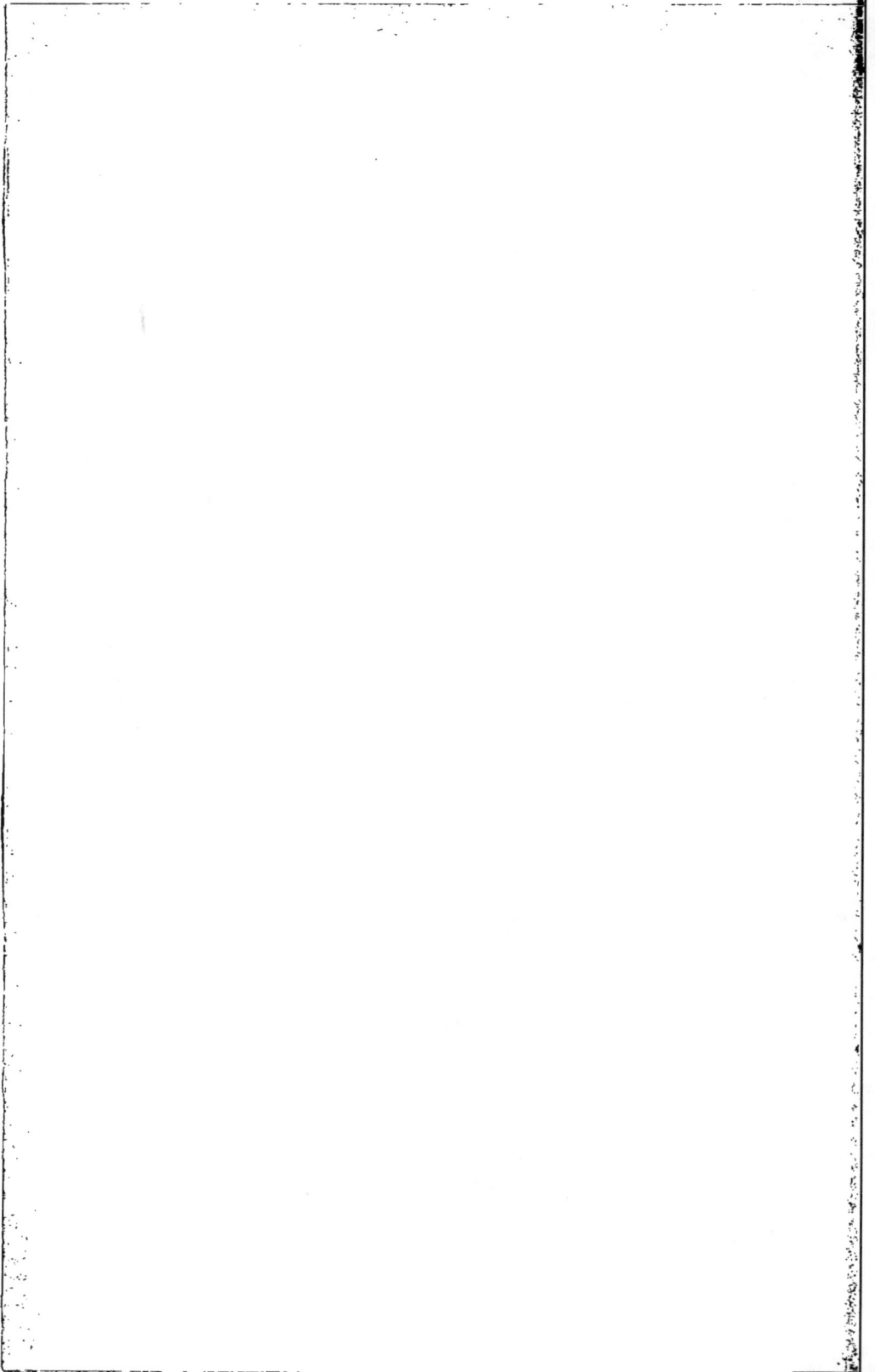

L'HYGIÈNE

DANS

LA FAMILLE

ÉMILE COLIN — IMPRIMERIE DE LAGNY

Dᴿ PAUL SAPIENS

L'HYGIÈNE

DANS

LA FAMILLE

Mens sana in corpore sano.

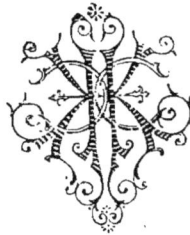

PARIS

ERNEST KOLB, ÉDITEUR

8, RUE SAINT-JOSEPH, 8

AVANT-PROPOS

Les Anciens avaient personnifié l'hygiène ;
c'était leur déesse de la santé, Hygie, fille d'Es-
culape et de Lampétie, qu'ils représentaient
vêtue d'une longue tunique blanche, le front
ceint d'un diadème, et tenant à la main une
coupe où s'abreuvait un serpent.

Toutefois, les lois de l'hygiène ne furent
guère pour eux qu'un ramassis de formules
empiriques ; elles ne formaient pas un corps de
doctrine, elles ne constituaient pas une science.
Ses prescriptions étaient édictées par les grands
prêtres des diverses sectes religieuses ; aussi
les préoccupations sacerdotales percent-elles
dans chacune d'elles.

Pour les Grecs et pour les Romains eux-
mêmes, l'hygiène n'avait qu'un domaine fort
restreint : les exercices du corps et les travaux de voirie, c'était là son champ d'action ;
elle ne pénétrait pas dans la famille, elle était
publique et non privée. Elle ne protesta pas
contre les excès matériels, elle ne condamna
pas les folies qui caractérisèrent l'époque de dé-
cadence qui précéda l'avènement du christia-
nisme.

Puis, par l'effet d'une réaction qui dépassa la
mesure, on tomba des saturnales dans l'ascé-
tisme ; le côté matériel de la vie fut lettre morte
pour les disciples de la religion nouvelle, la
mortification de la chair constitua la base de
leur code.

Ce fut à cette époque de laborieuse rénovation
que les sciences et les arts se réfugièrent en
Orient ; pendant plusieurs siècles, le génie arabe
brilla d'un éclat incomparable et un légitime
prestige s'attacha aux califes. Tandis qu'en
France, en Allemagne et en Italie, la vitalité et
la faculté de production semblaient éteintes, les
cités de Bagdad, de Fez, de Séville, de Tolède

et de Cordoue se remplirent de palais somptueux où s'étalèrent les merveilles réunies de l'industrie et des arts, et les rois maures enrichirent Grenade et son féerique Alhambra.

Dans la chrétienté, ce moyen-âge, si aimé des artistes, fut, en matière de science, une ère d'obscurantisme. Le dogme était partout, indiscutable et indiscuté, défendu par le bourreau toujours prêt à frapper. Les classes dirigeantes, comme on dirait aujourd'hui, mettaient la lumière sous le boisseau ; c'était pour eux le moyen de conserver sur le peuple une autorité souveraine. Ah ! les séduisants et fantastiques tableaux de l'âge gothique... on les admire parce que le temps en a effacé les laideurs ; mais si l'on vient à soulever la poussière des siècles accumulés, la réalité apparaît avec son cortège de hideurs. Alors on plaint les malheureux qui vivaient dans une condition plus misérable que celle des animaux, on se prend de pitié pour ces troupeaux humains marqués d'avance pour être les victimes de toutes les maladies pestilentielles. Pauvres parias qui croupissaient dans les cloaques et respiraient un air délétère, ils

s'empoisonnaient lentement, mais sûrement ;
et le moindre vent corrompu qui passait les
fauchait par milliers.

Il faut arriver à la Renaissance pour voir se
lever l'aurore d'une période meilleure. Alors la
lumière succède aux ténèbres et l'humanité
secoue son long assoupissement. La philosophie parle, aidée de la satire. Rabelais, Erasme,
Cervantès, d'autres encore, se font les porte-
voix de la raison : et, sous leur influence, les
mœurs et les habitudes prennent une direction
nouvelle. Les alchimistes, dont on s'est trop
moqué, apportent leur pierre à l'édifice qui
s'élève ; ils découvrent l'acide carbonique, le
phosphore, l'antimoine et l'arsenic.

Puis, au fur et à mesure que l'on approche de
la Révolution, la philosophie devient moins
abstraite. Aux considérations de métaphysique
elle préfère les études utilitaires ; elle néglige
les fins dernières de l'homme au profit de son
bien-être terrestre. Alors l'hygiène commence
à devenir une science, basée sur les phénomènes
physiques, naturels et physiologiques. L'empi-
risme meurt, tué par l'observation et l'analyse.

En 1806, paraît un *Traité d'hygiène*, rédigé d'après les leçons d'Hallé à la Faculté ; c'est le premier livre qui ait été écrit sur la matière. Depuis cette époque, beaucoup d'autres ont été publiés, sans cesse plus précis et plus complets, sans cesse plus riches en préceptes. Grâce aux travaux des savants de notre siècle, de Ratier, Londe, Tardieu, Michel-Lévy, Becquerel, Bouchardat, Fauvel, Brouardel, Arnould, Proust, — j'en passe, et des meilleurs, — l'hygiène a empiété sur le domaine de la médecine ; elle s'est efforcée de prévenir la maladie, ce qui vaut mieux que la guérir.

Non seulement elle a eu en vue le bien-être des collectivités, mais encore elle s'est occupée du bien-être individuel. Elle s'est adressée à la famille, qui est l'unité sociale ; elle s'est occupée de la maison, où est son berceau et où est son foyer ; elle a mis de l'ordre dans ses habitudes.

On ne consultait autrefois son médecin que dans le cas d'une maladie déclarée ; aujourd'hui on en est venu à le consulter pour lui demander les moyens propres à conserver la santé. C'est fort bien. Malheureusement les consultations ne se donnent pas pour rien, et, quelque minime qu'en soit le prix, elles arrivent à coûter cher, si elles sont souvent renouvelées. De plus, on hésite souvent à se déranger et à déranger un docte membre de la Faculté pour une question d'une importance secondaire. De là, dans les pratiques quotidiennes, des hésitations, des doutes, et parfois des erreurs, d'autant plus fâcheuses que leur répétition continuelle en augmente la portée.

C'est dans le but de signaler ces erreurs que ce livre a été écrit. On s'est efforcé d'y réunir, avec toute la précision possible, les principes généraux dont l'application est indispensable au maintien de la force et de la santé. On a essayé de rédiger, en quelque sorte, un *vade mecum* de la famille ; on s'est efforcé d'offrir au public un ouvrage qui soit pour lui un ami ne donnant que de bons conseils, un guide qui mérite dans la bibliothèque une place privilégiée. Puisse-t-il être apprécié de qui le lira, puisse-t-il lui éviter au moins quelques-unes de ces maladresses dont l'ensemble abrège trop souvent l'existence !

APHORISMES PRÉLIMINAIRES

***

Si le corps appelait l'âme en justice, il la convaincrait aisément de mauvaise administration.

Video meliora proboque, deteriora sequor. — Adage latin, qui signifie : Je vois ce qui est bien et je l'approuve, mais je fais ce qui est mauvais.

On veut jouir, comme si le plaisir était l'unique but de la vie, et l'on compromet, pour courir après lui, la santé, sans laquelle il n'y a pas de plaisir possible.

La vie des gens de plaisir n'est, en réalité, qu'un long suicide ; ils s'attachent à justifier le mot de Sénèque : *Vitam brevem non accepimus, sed fecimus* (On ne nous a pas donné une vie courte, c'est nous qui l'avons faite courte).

La modération est l'âme de la santé comme elle est celle de la sagesse.

La santé doit autant se méfier de ses petits ennemis, faibles mais tenaces, que des grands assauts de ses ennemis d'occasion.

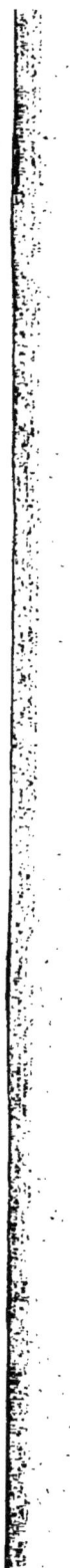

L'HYGIÈNE

DANS

LA FAMILLE

PREMIÈRE PARTIE

L'HABITATION

CHAPITRE PREMIER

DU CHOIX DE LA MAISON D'HABITATION

Le choix d'une demeure est d'une importance capitale; de lui dépendent la santé, le repos, le bonheur domestique. Quand, au retour de son travail, le chef de famille trouve chez lui le bien-être, sa philosophie s'adoucit; il oublie ses fatigues et ses déboires; il fait, dans son port de refuge, provision de force et d'énergie pour la lutte du lendemain.

Or, la première condition du bien-être est la salubrité ; c'est elle qu'il faut surtout avoir en vue lorsqu'il s'agit de procéder à une installation.

Tout d'abord, on se gardera — cela va presque sans dire — d'habiter dans le voisinage d'un cimetière, d'un hôpital, d'une usine à gaz, d'une manufacture de produits chimiques, d'un canal, d'un réservoir d'eau stagnante. Il se dégage, en effet, de tous ces endroits des miasmes nuisibles. La proximité d'une rivière n'a rien d'insalubre, pourvu que le courant soit rapide et que les eaux ne stationnent pas sur les bords ; s'il n'en était pas ainsi, l'eau chargée d'impuretés en fermentation constituerait un dangereux foyer d'infection.

Il ne faut pas emménager dans une maison nouvellement bâtie. Les murs en sont humides ; les meubles y moisissent, le linge et les vêtements n'y sont jamais parfaitement secs, et l'on risque d'y contracter des rhumatismes, sinon l'hydropisie ou la paralysie.

Le sol sur lequel s'élève la maison doit être sableux, de gravier ou de calcaire léger, en tout cas perméable à une grande profondeur ; si cette condition est remplie, les eaux s'écouleront aisément et se perdront dans les profondeurs de la terre ; différemment, elles produiront une humidité permanente. Le calcaire compact et le granit sont salubres, mais ils se prêtent mal à l'établissement des fondations d'une maison et donnent parfois lieu à des encrassements organiques. Quant aux terrains argileux, vaseux, limoneux ou marécageux, il faut les éviter à tout prix ; il est, avec eux, impossible d'avoir un sous-sol sec et sans puisard, où s'écoulent aisément les immondices et les eaux ménagères.

On ne saurait trop insister sur les effets pernicieux que peut avoir sur la santé une trop grande humidité du sol. Cette humidité rend l'atmosphère brumeuse et favorise ainsi le développement des affections catharrales, des rhumatismes et des névralgies. De plus, s'il se trouve une nappe d'eau souterraine peu éloignée de la surface du sol, les matières organiques du sol rencontreront les conditions essentielles de leur décomposition et l'on devra craindre le dégagement de miasmes nuisibles.

En se basant sur de nombreuses observations recueillies par des médecins américains, le docteur Bowditch, de Boston, a établi qu'il existe une relation entre la fréquence de la phtisie et le degré d'humidité du sol.

Il a résumé ses recherches dans les deux propositions suivantes :

1° Une habitation située sur un sol humide ou dans son voisinage, que l'humidité soit inhérente au sol même ou causée par des infiltrations, constitue une des causes principales de la consomption dans le Massachusetts; il en est de même dans la nouvelle Angleterre et probablement dans toutes les parties du globe ;

2º La consomption peut être arrêtée dans sa marche, et il est probable que dans certains cas on arrivera à la prévenir en tenant compte de cette loi (1).

Un peu plus tard, le docteur Buchanam, arriva à des conclusions semblables, bien qu'il ne connût pas les travaux de Bowditch, et démontra qu'il y a, en effet, entre l'humidité du sol et la phtisie, une relation de cause à effet.

Dans certaines villes anglaises, on a constaté une diminution très marquée de la mortalité par la phtisie à la suite de travaux de drainage importants et de l'assèchement consécutif du sol.

L'humidité du sol joue encore un rôle important dans la production des fièvres intermittentes, les autres facteurs nécessaires au développement de la malaria étant l'air, la chaleur et la présence de matières organiques végétales.

L'exposition de la maison ou de l'appartement n'est pas sans importance. Si la façade est en plein nord, le logis sera trop froid pendant l'hiver; si elle est en plein midi, il sera trop chaud pendant

(1) Buck, *Hygiene and Public Health*, T. 1, p. 578.

l'été. Autant que possible, il est bon de choisir une orientation au sud-est ou au sud-ouest.

Toutes les fois qu'une maison a un sous-sol, il faudra, pour que ce sous-sol soit salubre, qu'il soit isolé par un fossé du terrain environnant. Il en est ainsi dans la plupart des maisons anglaises, où la cuisine est presque invariablement installée dans la partie inférieure de l'habitation.

Dans les grandes villes, les égouts collecteurs passent au-dessous des constructions; l'hygiène veut qu'à cet égout aboutissent deux conduites séparées, l'une pour la vidange des fosses d'aisances, l'autre pour les eaux ménagères. Si ces conduites étaient réunies, il y aurait à craindre que les éviers fussent envahis par des odeurs aussi malsaines que nauséabondes.

A cinquante centimètres environ au-dessous des fondations, des drains doivent être disposés; ces drains sont des tubes en terre cuite perméable, dans lesquels pénètrent les eaux souterraines, qu'ils ont pour but de conduire à un puisard naturel ou artificiel.

Il est indispensable que les égouts et les drains soient protégés contre les tassements du sol; de plus, il faut éviter, dans la canalisation souterraine, les coudes où pourraient s'accumuler et séjourner les matières organiques.

Si le sol sur lequel reposent les fondations n'est

pas suffisamment sec et solide, il convient de le recouvrir d'un lit de béton hydraulique, sur lequel on étendra une couche de gravier. Les assises seront construites en pierres non poreuses, réunies par du ciment ou de la chaux.

Dans la plupart des maisons, les chambres des domestiques sont situées à l'étage le plus élevé; c'est là une faute contre laquelle il convient de protester, parce qu'elle peut avoir de graves conséquences. Que le locataire désire être chez lui indépendant des gens de service, rien n'est plus naturel; mais il est à craindre que, libres de toute surveillance, serviteurs et servantes vivent en des termes tels que les uns apportent au logis des maladies communiquées par les autres. Or, le nombre des affections contagieuses est considérable; les unes sont bénignes et l'on s'en guérit vite; mais il en est de sérieuses qui nécessitent de longs traitements. Pour assurer l'indépendance des maîtres, et sauvegarder la santé du foyer familial en même temps que la moralité des domestiques, le docteur Lanteirès, médecin du ministère des Affaires étrangères, a proposé récemment un nouveau mode de construction des maisons. Il demande que chaque immeuble soit divisé en deux parties A et B, dont l'une, B, serait réservée aux maîtres, et la seconde, A, aux domestiques. Des galeries relieraient chacun des étages du corps de logis B à l'étage

correspondant du corps de logis A. Grâce à cette
ingénieuse disposition, on assurerait l'isolement
des communs et l'on donnerait aux habitations
plus d'air et plus de lumière.

Le revêtement extérieur des maisons mérite
considération; il est essentiel, en effet, qu'il

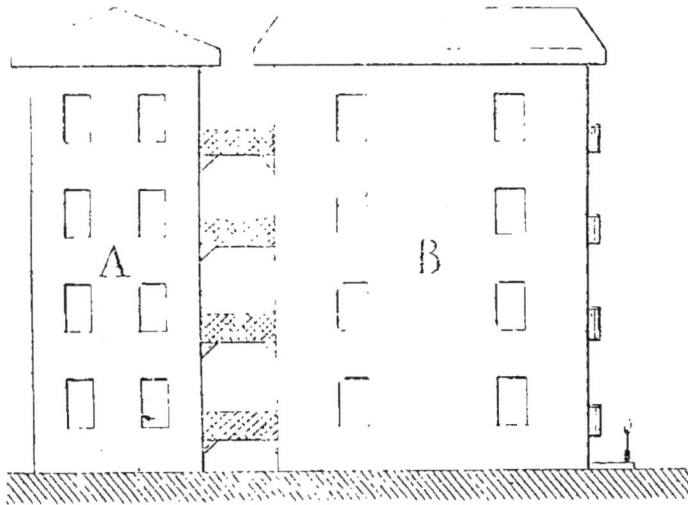

puisse résister presque indéfiniment à l'action
des éléments atmosphériques. La pierre de taille
est excellente; mais elle coûte cher, et le plus souvent on ne l'emploie que pour les angles et l'enca-
drement des ouvertures. Les façades sont d'habitude en moellons ou en briques. Le moellon
demande, pour être imperméable et solide, un enduit hydrofuge qui le vitrifie; on emploiera avantageusement un mélange d'oxyde de zinc ou de

peroxyde de fer et de manganèse avec de l'acide silicilique, ou simplement du silicate de potasse aluné. Il n'y a rien à dire contre les briques creuses, en argile vitrifiée ; non seulement l'humidité ne les pénètre pas, mais encore il circule dans leur intérieur de l'air chaud qui constitue une sorte de matelas protecteur.

Les maisons dans la construction desquelles entre beaucoup de fer sont recommandables. Le fer a, en effet, sur les matériaux ordinairement employés, l'avantage d'être inaccessible à l'humidité et à la fermentation des germes. De plus, il est incombustible.

Défiez-vous des maisons qui s'enorgueillissent d'un jardin planté de grands arbres. Ces arbres empêcheront l'air de circuler librement et arrêteteront les rayons du soleil. Ne vous laissez pas séduire par des arbustes aux odeurs pénétrantes ; si ces arbustes vous procurent quelque agrément, ils vous procureront aussi des migraines. Ne tolérez pas les plantes grimpantes fixées contre le mur de votre habitation ; elles vous apporteront de l'humidité, de la poussière, des débris organiques et des insectes. Prenez garde aux pièces d'eau ; de leur bassin vaseux se dégagent des miasmes d'où peuvent naître une foule de maladies.

Un mot encore. Choisissez les étages supérieurs

de préférence aux étages inférieurs. En haut, on a un air plus pur et une lumière plus abondante ; on a, aussi, moins de bruit la nuit, et l'on dort mieux.

Monter cinq étages n'a jamais fait mal à personne ; que si l'ascension effraie un peu votre paresse ou vous est contraire pour cause de maladie, vous n'avez qu'à faire choix d'une maison pourvue d'un ascenseur.

Toutefois, ne vous logez pas dans les combles ; on y gèle en hiver et l'on y rôtit en été. Le froid oblige à s'y surchauffer avec des appareils dangereux, et à s'aérer d'autant moins ; la chaleur contraint à ouvrir le logement à tous les courants d'air et à s'exposer aux refroidissements.

1.

CHAPITRE II

L'APPARTEMENT

Il ne suffit pas que la maison où l'on doit installer ses pénates réponde aux conditions que nous venons d'établir; l'appartement lui-même où l'on habitera demande à être choisi avec soin et meublé avec discernement.

N'en déplaise aux mondains et aux mondaines, qui sacrifieraient volontiers au luxe de leur salon le comfort des autres pièces de leur appartement, c'est de la chambre à coucher qu'il faut d'abord s'occuper. C'est là, en effet, que nous passons la majeure partie de notre temps.

La chambre à coucher des gens riches est rarement salubre; trop de meubles y sont entassés, trop de rideaux et de tentures en vicient l'air et y éteignent la respiration. L'hygiène exige plus de

simplicité; un lit, quelques sièges, une table et
une armoire, c'est là tout ce qu'elle autorise. Elle
veut, de plus, que la pièce soit vaste et haute de
plafond; elle recommande deux grandes fenêtres.
Pourquoi tout cela? Simplement pour que l'air ne
soit pas vicié et pour qu'il circule en abondance.
Si l'on considère que nos poumons absorbent environ un demi-litre d'air par inspiration et que
nous faisons de seize à dix-huit inspirations
par minute, on comprendra que la pureté de
l'air est une nécessité pour le maintien de la
santé.

Il importe que la chambre des enfants soit voisine de celle des parents. De cette manière, la
surveillance sera plus facile et pourra s'exercer
constamment. Dans cette chambre, l'air et le soleil
pénétreront largement.

On devra se garder de grouper au salon une
trop nombreuse société; les réunions dites bril-
lantes sont aussi très dangereuses : elles condamnent à un excès de chaleur et à une quasi immo-
bilité. On ne saurait trop le répéter, — le principe
essentiel de la santé est l'air pur et abondant, qui
ne peut pas exister dans une pièce remplie de
monde. D'un autre côté, il faut se garder de clore
le salon pendant des journées entières; ce procédé,
économique il est vrai au point de vue du mobi-
lier, a le désavantage de transformer la pièce en

une sorte de cave où règnent, non seulement l'ennui, mais encore l'humidité et le *renfermé*.

Il convient d'ouvrir les fenêtres de la salle à manger après chaque repas, afin que les odeurs des mets soient entraînées au dehors. On ne laissera séjourner dans le buffet que la vaisselle, la verrerie, l'argenterie et le linge de table ; les restes du repas seront emportés dans l'office ou dans le garde-manger de la cuisine.

Pour assurer l'aération de l'appartement, il est bon de disposer dans les pièces où l'on entretient du feu un ventilateur, soit dans le montant de la cheminée, soit sur un mur, un peu au-dessus des corniches du plafond.

Le ventilateur est tout simplement une série de lamelles en mica, placées à l'intérieur d'un cadre, en communication avec l'extérieur. Aussi longtemps que l'air vicié circule de la chambre à l'extérieur, ces lamelles restent ouvertes ; elles s'abaissent instantanément, dès qu'un courant contraire vient à se produire. Les lamelles doivent s'ouvrir du dedans au dehors ; l'entrée de l'air pur est favorisée par un jeu de soupape inverse.

Dans tous les cas, il convient d'ouvrir les fenêtres tous les matins, à moins qu'il n'y ait du brouillard, et de donner un bain d'air au lit et à ses accessoires.

Pendant les grandes chaleurs de l'été, cette ou-

verture des fenêtres aura peut-être l'inconvénient
de laisser pénétrer une insupportable chaleur;
mais il existe heureusement plusieurs méthodes
pour combattre efficacement cette élévation de
température. L'une d'elles, préconisée par le général Morin, consiste à placer dans la cheminée
deux becs de gaz, dont la combustion détermine
l'introduction dans la pièce d'air aspiré des caves.
Ce procédé, fort ingénieux, n'est pas, il faut le
reconnaître, réalisable partout; le suivant est plus
pratique et non moins effectif. On place au milieu
de la pièce un grand vase de cristal ou de verre
rempli d'eau, et l'on y dresse un bouquet de
menues branches de saule, de tilleul ou de bouleau. En peu de temps, l'évaporation de l'eau rafraîchira très sensiblement l'atmosphère de la
chambre, sans aucun inconvénient pour la santé.
De plus, la verdure exhalera, sous l'influence des
rayons solaires, une quantité d'oxygène qui con-
tribuera à purifier l'air ambiant. L'eau et la feuillée
seront renouvelées de temps en temps. Arrangé
avec goût, ce vase de verdure sera un ornement
dans la pièce; il faudra seulement ne pas l'y laisser après la chute du jour, car, pendant la nuit,
le feuillage exhalerait de l'acide carbonique au
lieu d'oxygène, et l'on aurait à redouter des migraines et des malaises.

Revenons, au sujet de l'aération des appartements, sur les causes qui rendent cette aération imparfaite. Ce qui vicie surtout l'atmosphère, c'est la trop grande proportion d'acide carbonique. Un adulte consomme en 24 heures 746 grammes (520 litres) d'oxygène et produit 847 grammes (443 litres) d'acide carbonique. A 16 respirations par minute, d'un volume de 400 à 500 centimètres cubes (1/2 litre) chacune, et l'air expiré étant à 40 pour 1,000 d'acide carbonique, l'homme excrète par jour, en moyenne, 414,720 centimètres cubes, soit, comme on dit d'habitude, entre 350 et 450 litres d'acide carbonique, — quantité suffisante pour porter à 8 ou 10 pour 1,000, en 24 heures, l'air de toute une pièce de 45 mètres cubes qui ne serait pas renouvelé.

Cette considération serait, à elle seule, amplement suffisante pour rendre manifeste la nécessité d'une aération puissante à l'intérieur d'un appartement ; mais il est, pour l'appuyer, d'autres faits.

La perspiration et les sécrétions cutanées sont aussi une source de viciation de l'air. La peau d'un adulte évapore au moins 1,000 grammes par 24 heures, dans les conditions ordinaires, à l'état de perspiration insensible.

De plus, des matières organiques, parfois odorantes, rapidement envahies par la putréfaction et les organismes qui l'accompagnent, sont inces-

samment jetées, par la vie même des habitants,
dans l'atmosphère de nos demeures ; et elles ont
autrement d'importance que l'acide carbonique.

Et l'éclairage ? — Lui aussi altère l'air considérablement : un bec de gaz ordinaire équivaut à la
respiration de quatre hommes, au point de vue de
la production d'acide carbonique. En outre, tous
les modes d'éclairage possibles ajoutent à l'air des
vapeurs ou des gaz étrangers, dont quelques-uns
sont dangereux.

Il est vrai que les proportions d'acide carbonique
dans l'air de nos habitations, même les plus médiocres, n'arrivent à peu près jamais à un taux
mortel. Même, il est rare qu'elles soient acciden-
tellement assez élevées pour que des hommes ne
puissent séjourner quelques heures dans l'air ainsi
altéré, sans en éprouver des inconvénients sérieux
immédiats. Il n'est pas extraordinaire que des individus en grand nombre se trouvent dans une
atmosphère à plus de 5 pour 1,000 d'acide carbonique, — au théâtre, dans les cafés, et même dans
des salons. On rapporte souvent de ces endroits
des maux de tête ; c'est là le résultat immédiat.
Mais si le séjour dans une atmosphère surchargée
d'acide carbonique devient une habitude, on en-
court fatalement des troubles organiques profonds :
infériorité permanente de la sanguification, autant
dire de la nutrition tout entière, anémie, dépres-

sion vitale, et tous les corollaires relatifs au système nerveux.

Dans un air vicié par un excès de vapeur d'eau, le danger n'est pas moins grand. L'excrétion de la vapeur d'eau pulmonaire et cutanée est difficile, le fonctionnement des reins devient irrégulier, et la néphrite se prépare sans que l'on s'en doute. Il faut ajouter que les matières organiques, normalement expulsées avec cette vapeur, sont retenues à l'intérieur, alors que l'eau n'a d'autre issue que les reins. Ce sont, pourtant, des molécules mortes et putrescibles, et leur rétention dans l'organisme équivaut à une auto-infection. « Que la tuberculose vienne de là, assez fréquemment, cela n'a rien de contradictoire avec ce que nous savons des tuberculoses artificielles provoquées chez les animaux par les inoculations de substances putrides. » (J. Arnould.)

D'autre part, lorsque ces matières abondent dans l'air des locaux habités, c'est l'animalisation de l'atmosphère, le terrain naturel de la putridité et de l'évolution des germes, en admettant que ces molécules organiques elles-mêmes ne soient pas déjà douées de propriétés spécifiques, ce qui est le cas lorsqu'elles proviennent de malades.

Lorsque l'on quitte un appartement pour quelque temps, il est bon de prévenir l'action de l'humidité, qui rongerait les meubles et le papier et ferait gondoler les boiseries, en fermant hermé-tiquement portes et fenêtres et en plaçant au milieu de chaque pièce un vase rempli de chlorure de calcium anhydre : ce chlorure de calcium, naturellement très avide d'eau, absorbera intégralement l'humidité de l'air.

Autre recette : pour chasser la mauvaise odeur répandue dans une chambre fraîchement peinte, il suffira de placer au milieu de cette pièce un seau d'eau dans lequel on aura jeté une poignée de foin. On peut encore détruire les inconvénients de la peinture à l'essence au moyen d'un réchaud allumé dans lequel on fera brûler des baies de genièvre.

La plupart des maisons anglaises ont une salle de bains et il est fâcheux qu'il n'en soit pas de même dans les maisons françaises ; on n'en trouve guère que dans les appartements modernes les plus luxueux. On ne saurait trop recommander de donner, toutes choses égales d'ailleurs, la préférence à une habitation pourvue d'une telle salle Les parois de la salle de bains, y compris le plafond et le plancher, doivent être en marbre, en stuc, en ciment, ou recouvertes de faïence. Il est indispensable que l'eau ne puisse ni séjourner, ni imprégner les murs de la pièce.

Celle-ci doit avoir une capacité d'au moins neuf mètres cubes ; il est bon qu'elle soit munie

d'un vasistas à soufflet que le baigneur pourra
ouvrir ou fermer à son gré. Les meilleures bai-
gnoires sont en tôle émaillée ; on les maintient facilement propres et les bains alcalins et sulfureux
ne les attaquent pas. Un terrasson en plomb, placé
sous la baignoire, protégera le parquet contre
l'humidité.

Les water-closets installés dans le voisinage
des chambres à coucher ont l'avantage d'éviter des
promenades nocturnes en simple appareil ; mais,
par contre, ils ont le grave désavantage d'un rapprochement aussi malsain que peu inodore. Pour
que des water-closets soient établis dans des conditions hygiéniques, il faut : 1° que les matières
ne risquent pas de s'y accumuler ; 2° qu'il y ait
constamment une forte chasse d'eau ; 3° que le
tuyau de raccordement avec la cuvette soit siphoné.
Il faut, en outre, que les water-closets de chaque
appartement d'une maison aboutissent directement
à l'égout ; d'un étage à l'autre, des maladies contagieuses peuvent se répandre par les tuyaux des
cabinets, si cette condition n'est pas remplie. On
aura soin de passer de temps à autre dans la cuvette
une solution de chlorure de chaux, de sulfate de
fer ou de sulfate de cuivre. Le siège doit être ciré,
afin que le bois n'absorbe pas l'eau qui peut y être
malencontreusement versée. La pièce sera fortement aérée et protégée en même temps contre les

rayons ardents du soleil ; on obtiendra ce double résultat au moyen d'un évent et d'une croisée fermée le jour par une persienne et ouverte la nuit. — N. B. Ne pas destiner au water-closet du papier imprimé ; les encres grasses peuvent provoquer de désagréables éruptions cutanées.

Il va sans dire que l'appartement doit être constamment maintenu dans un état d'irréprochable propreté. Le balai et les plumeaux sont des agents de l'hygiène. Le professeur Fodor, de Buda-Pesth, disait récemment : « Les épidémies des villes sont en raison inverse des balais qu'on y dépense ; le plus puissant auxiliaire de la santé, c'est la propreté. »

CHAPITRE III

L'AMEUBLEMENT

L'ameublement... Ici l'hygiéniste risquera fort de prêcher dans le désert. Quand il parlera au nom de la salubrité, on lui répondra au nom de la mode ; or, la mode et la salubrité sont presque invariablement deux ennemies jurées ; et, dans les perpétuels combats qu'elles se livrent, c'est neuf fois sur dix la mode qui l'emporte.

Prêchons pourtant, ne serait-ce que par acquit de conscience.

Tout d'abord, nous protesterons contre l'usage, aujourd'hui général, qui consiste à mettre partout des tapis, des tentures et des portières. Tout cela est, certes, fort agréable à l'œil, très élégant et très distingué ; mais tout cela est anti-hygiénique.

Dans les tissus se réfugieront et s'accumuleront des débris organiques, virus ou microbes.

Sur les tapis se déposent toutes les particules qui voltigent dans l'atmosphère; de plus, les planchers qu'ils recouvrent conservent indéfiniment les poussières qui s'y amassent. Mieux valent cent fois pour la santé les parquets cirés et soigneusement entretenus.

Vous, madame, qui lisez ces lignes, vous sentez bien que j'ai raison ; cependant vous vous retrancherez derrière de prétendues nécessités sociales pour ne pas écouter mes conseils. Vous êtes, me direz-vous, obligée de sacrifier au monde, à ses usages, à ses pompes et à ses œuvres ; et vous considérez comme une coquetterie licite l'élégance et le bon goût de votre appartement.

Libre à vous d'accepter une dépendance qui est fatalement préjudiciable à votre santé et à celle des vôtres ; aussi bien, je sens que si une discussion s'élevait entre nous sur ce sujet, je serais sûrement vaincu ; vous égraineriez, à l'appui de votre opinion, un long chapelet d'arguments, dont le principal serait celui-ci : à beau tableau il faut beau cadre, à jolie femme il faut joli décor.

Soit ; et par galanterie je n'insiste pas. Mais, au moins, permettez-moi une recommandation : faites battre très souvent vos tapis, vos portières et vos tentures ; ceci est absolument essentiel.

Les peintures appliquées sur les boiseries sont dangereuses, parce que les couleurs employées sont ordinairement à base de plomb, de mercure et d'arsenic ; ces peintures dégagent, de plus, des émanations de térébenthine.

Très dangereuses sont aussi les fleurs artificielles qui font l'ornement de tant d'intérieurs ; leur coloration est presque toujours obtenue à l'aide de l'arsenic.

Quant aux fleurs naturelles, elles sont inoffensives le jour ; mais elle dégagent, la nuit, de l'acide carbonique, et tout le monde sait que l'on risque sa vie, ni plus ni moins, à coucher ou à dormir dans une chambre où l'on a laissé des bouquets.

Les papiers peints sont collés à même sur le revêtement interne des parois en maçonnerie ou en bois, ou bien sur une toile qui les écarte un peu de la muraille. Cette dernière disposition est préférable pour l'assèchement des locaux et la conservation des papiers, mais à la condition que l'on prévienne l'introduction des parasites de toute nature dans l'espace resté libre, — introduction qui ne manquera pas d'avoir lieu s'il y a une solution de continuité à la toile.

Depuis quelques années, l'emploi des papiers peints a soulevé de sérieuses questions de salubrité. Il ne s'agit plus de savoir si ces papiers sont plus ou moins propres à conserver la chaleur ou l'humidité ; le fait grave est que les papiers peints, et surtout ceux de couleur verte, sont préparés avec des sels arsenicaux ou des sels de plomb. Or, il est prouvé que les contacts ou la chute spontanée de parcelles pulvérulentes venant de la surface de ces papiers peuvent provoquer des phénomènes d'absorption, et, par conséquent, des symptômes d'empoisonnement. Il y a donc là un danger à signaler, et contre lequel il faut se mettre en garde.

D'autre part, les papiers de tenture peuvent tirer une fâcheuse influence de la corruption de la colle qui sert à les faire adhérer. Il intervient, en effet, des matières organiques dans certains actes de la préparation d'une maison : par exemple de la gélatine dans l'enduit des plafonds et de la colle de pâte dans l'application des papiers de tenture. Les matériaux qui servent à fabriquer ces substances, putréfiables par elles-mêmes, sont souvent avariés et corrompus d'avance. La fermentation continue donc quand les plafonds sont faits et que les papiers sont posés. Pour prévenir le danger que comporte un pareil usage, il est bon d'introduire dans la colle, dans la proportion de 15 pour 1000, de l'acide salicylique ou de l'acide borique.

Pour beaucoup de dames, plus un appartement a de placards, mieux cela vaut. Au point de vue de la commodité, c'est possible ; mais au point de vue de l'hygiène, non pas. Ces placards, recevant des

vêtements qui ont été portés, s'imprègnent d'odeurs
et d'émanations, sont facilement envahis par les
parasites et ne sont maintenus qu'à grand'peine
propres et ventilés. Les armoires mobiles sont préférables à tous égards.

C'est surtout la chambre à coucher qui inquiète
l'hygiéniste. Il la veut grande, de manière que
l'on y respire à l'aise. Il recommande que le lit
soit placé de telle sorte que la lumière de la lune
n'arrive pas à la tête du dormeur; sans cette précaution, on risque d'épouvantables cauchemars
(Wiel, Gnehm, etc.).

Le lit, qui est le vêtement de l'homme qui dort
et celui de l'homme malade, doit être l'objet de
soins particuliers. Le lit de fer et le sommier métallique élastique offrent de sérieux avantages :
faciles à nettoyer et à ventiler chaque jour, ils ne
sont pas, comme les bois et les paillasses, des
nids tout préparés aux punaises, des asiles sûrs
aux poussières et aux miasmes. Ne jamais se servir
de paillasses de plumes : elles procurent des trans-
pirations débilitantes.

Dans les chambres d'enfants, on évitera tout ce
qui peut provoquer des blessures : angles, pointes,
meubles instables, poisons, allumettes, etc.

La table de toilette sera recouverte d'une plaque
de marbre ; à défaut d'un tuyau pour la conduite
des eaux sales, elle aura pour accessoire un seau

en tôle émaillée, avec obturateur. Il est bon que cette table soit installée dans un cabinet spécial, voisin de la chambre à coucher, dallé en marbre, ou dont le plancher sera recouvert d'une toile cirée ; mais mieux vaudrait placer sa table de toilette dans la chambre à coucher que dans un cabinet privé d'air et de lumière, et servant de garde-robe. Dans un pareil réduit, les odeurs et l'humidité sont forcément confinées et les vêtements s'en imimprègnent jusqu'à sursaturation ; de plus, il faut craindre qu'en pénétrant dans ces pièces noires avec une lampe ou une bougie, on ne mette le feu à quelque étoffe.

On ne saurait trop le répéter : que le moindre coin de l'appartement soit aussi propre que la place la plus en vue ; un salon brillant et des communs mal tenus rappellent les femmes, malheureusement trop nombreuses, qui ont une belle robe immaculée et des *dessous* sales.

On l'avouera, les quelques prescriptions qui précèdent n'ont rien de lugubre, ni même de sévère. Du reste, l'hygiène ne proscrit pas l'élégance ; bien au contraire, elle la prend pour alliée toutes les fois que son concours lui paraît inoffensif. Si elle veut la santé du corps, elle veut aussi la santé de l'esprit, l'équilibre matériel et mental formulé dans le précepte latin : *Mens sana in corpore sano*. Elle sait que la moralité est un agent de cet

équilibre, et elle en a souci. Or, la moralité est dans
la famille, et non point ailleurs ; elle a pour asile
le foyer domestique et souffre des agitations exa-
gérées d'une existence mondaine. C'est pourquoi
elle conseille de rendre ce foyer aussi agréable et
aussi captivant que possible ; elle prône l'intimité
et veut que cette intimité soit attrayante. Tout ce
qu'elle demande, c'est que le luxe marche, non pas
contre elle, mais avec elle.

Quand on est bien chez soi, on n'éprouve pas la
tentation d'aller se récréer ailleurs ; il est donc sage
d'orner son logis et de le meubler avec coquetterie.
La grande affaire est de savoir proscrire, parmi les
coquetteries, celles qui peuvent être nuisibles.

CHAPITRE IV

LE CHAUFFAGE

L'emploi de la chaleur artificielle, soit qu'il ait pour objet l'entretien d'une température égale dans les habitations, soit qu'il s'applique aux procédés variés de l'industrie, est une de ces nécessités de la vie de l'homme qui n'ont besoin ni d'explications ni de commentaires. Mais on comprend qu'il constitue, au point de vue de la santé, l'une des influences les plus considérables, l'une de celles qu'il importe le plus de régler et de diriger. L'hygiéniste ne saurait donc rester indifférent au choix des différents appareils de chauffage.

Les conditions de salubrité que l'on doit exiger de tout système de chauffage résident : 1° dans l'élévation suffisante de la température; 2° dans l'absence d'altération de l'air, soit par sécheresse,

soit par mélange de gaz délétères ou de fumée ;
3° dans un renouvellement de la masse d'air qui
fournit à la combustion.

Tout appareil de chauffage, quelles que soient sa
forme et sa disposition, comprend trois parties dis-
tinctes : le foyer, le lieu où la chaleur est utilisée
(qui se confond parfois avec le précédent) et le
tuyau. Ce dernier sert, d'une part, à rejeter à une
certaine hauteur, dans l'atmosphère, l'air qui a
servi à la combustion, et qui, chargé d'acide carbonique et de vapeurs combustibles, serait toujours
incommode et souvent nuisible s'il se dégageait
trop bas, là où l'homme respire ; et, d'autre part, à
produire dans le foyer l'appel d'air nécessaire à la
combustion, effet qui est d'autant plus puissant
que le tuyau est plus élevé.

La cheminée est l'appareil de chauffage le plus
répandu : c'est aussi le plus hygiénique.

Pour qu'une cheminée soit bonne, il faut que
son tirage soit suffisant et régulier. On obtient ce
résultat en prolongeant les tuyaux au-dessus du
toit de la maison et en ménageant en arrière du
foyer une prise d'air extérieur. Il est pratique
d'arrondir les angles supérieurs du foyer, de manière à diminuer le calibre de la cheminée.

Ainsi construite, une cheminée ne fumera pas,
à moins qu'il ne se produise dans le tuyau des
obstructions provenant des accumulations de suie,

de débris de mortier ou de briques, ou de nids d'oiseaux. Dans ce cas, il suffit d'appeler le ramoneur.

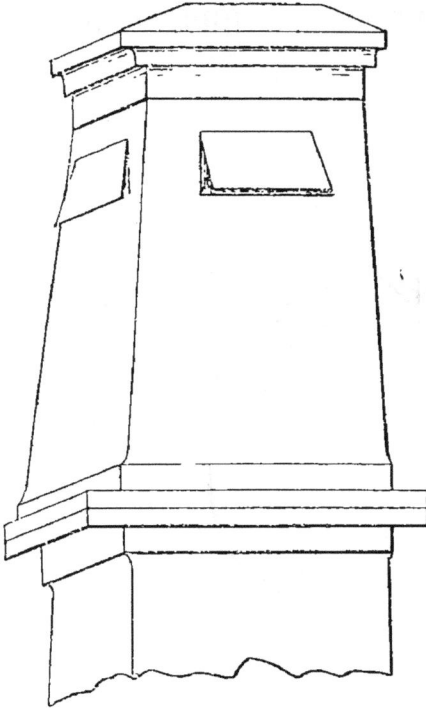

Il peut encore arriver qu'une cheminée fume· quand le vent souffle violemment au dehors ; semblable désagrément ne sera pas à craindre, si l'appareil est muni de trappes ou d'une cape ; dans les maisons de construction récente, toutes les cheminées sont pourvues de l'un ou de l'autre de ces accessoires.

Le premier de ces accessoires consiste en quatre

portes ménagées sur les faces du tuyau et munies
de baguettes qui en font mouvoir deux à la fois.
Grâce à cette disposition, si le vent vient à souffler
avec force d'un point quelconque, il fermera la

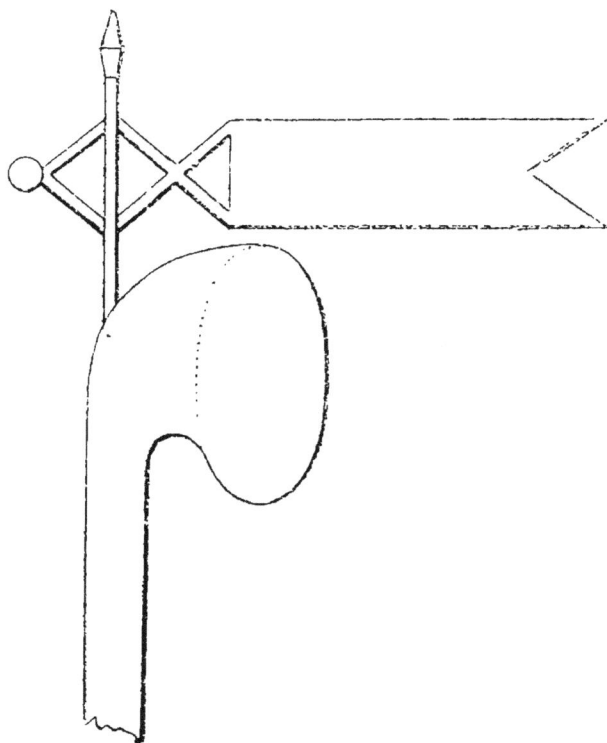

trappe par laquelle il pourrait pénétrer dans l'intérieur de la cheminée et les autres trappes resteront ouvertes.

Le second accessoire, qui rappelle les manches
à vent de navires, consiste en un tube mobile communiquant par en bas avec le tuyau et s'ouvrant à

l'extérieur par un orifice en forme d'entonnoir. Une girouette, qui fait corps avec ce tube, dirige constamment l'ouverture de la cape du côté opposé au point d'où vient le vent, et la dépression opérée par le vent à l'orifice du tube détermine un courant d'évacuation de bas en haut. Cette cape à vent, due à Wolpert, se place naturellement sur le toit de la maison.

On a fait aux cheminées le reproche de ne chauffer que l'espace placé en face de leur ouverture et de perdre une grande partie de la chaleur produite. Ce reproche est fondé ; mais l'inconvénient qu'il vise est, au point de vue de l'hygiène, compensé par de tels avantages qu'il ne saurait être pris en sérieuse considération. Grâce à la cheminée, la ventilation de l'appartement est assurée ; de plus, la flamme visible égaie, amuse et tient compagnie ; et, enfin, s'il est vrai qu'une partie du calorique est perdue, il faut, d'un autre côté, admettre que le rayonnement lumineux de la flamme diminue beaucoup l'intensité de cette perte.

Il existe, du reste, des appareils dont l'emploi réduit considérablement la déperdition de calorique. L'un d'eux, le meilleur de tous, est l'appareil Fondet : un caniveau introduit l'air extérieur et le conduit à une série de tubes parallèles disposés au fond du foyer ; la flamme lèche ces tubes, l'air s'y échauffe, monte, et se déverse par des boules de chaleur dans l'intérieur de la pièce.

Il n'est pas sans intérêt d'indiquer ici les moyens d'éteindre soi-même un feu de cheminée. Dès la première alarme, on jettera une poignée de fleur de soufre dans le foyer, — non pas sur les flammes, mais sur le charbon à moitié noirci ; il se produira immédiatement un vif dégagement d'acide sulfureux qui éteindra le feu. A défaut de fleur de soufre, on pourra employer du sel ammoniaque en poudre, de la soude commune, ou même du sel de cuisine. Si le feu est très léger, il suffira de retirer le combustible du foyer et de boucher hermétiquement la cheminée avec un drap mouillé.

Il est une considération très utile à indiquer ici, — c'est de veiller aux différences d'élévation, au-dessus des toits, des cheminées contiguës d'appartements séparés, ou même de maisons voisines. On a vu des courants s'établir des unes aux autres et des vapeurs délétères redescendre d'une habitation dans l'habitation voisine. On cite même des exemples de mort par asphyxie survenue dans des circonstances semblables.

Ollivier d'Angers et d'Arcet, qui ont tout spécialement étudié ce point, s'étonnent que les accidents provenant de ce vice de construction ne soient pas plus fréquents ; ils pensent qu'il conviendrait d'imposer comme condition expresse et obligatoire

que, dans toutes les maisons, les conduits ou cheminées de foyer de combustion fussent complètement isolés dans tout leur parcours. On devrait,
en même temps, imposer l'obligation aux archi-
tectes d'élever les tuyaux de cheminées à des hau-
teurs différentes, quand ces conduits sont contigus
ou très rapprochés les uns des autres. Par cette
disposition très facile à exécuter, on empêchera
que les vapeurs qui s'en échappent puissent passer
de l'une à l'autre.

Enfin, on devra toujours surveiller la construction de l'âtre, de façon qu'il soit établi loin de
poutres ou de solives qui puissent prendre feu.
M. Ambroise Tardieu raconte, dans un de ses ou-
vrages, qu'il a été témoin d'un double cas de mort
causé par la propagation, à travers les lambourdes
du parquet, des gaz délétères produits par la carbo-
nisation lente des poutres placées sous le foyer d'une
chambre voisine. Les mêmes accidents funestes,
ajoute M. Tardieu, ont été encore déterminés par
la mauvaise disposition de tuyaux et de calorifères
trop rapprochés de pièces de charpente.

Seul, le poêle en maçonnerie recouverte de
faïence est admissible; tous les autres, à quelque
système qu'ils appartiennent, doivent être proscrits des appartements. Le premier ne modifie pas
sensiblement l'atmosphère et conserve longtemps

son calorique ; mais les poêles décorés d'un nom pompeux dessèchent l'air et dégagent de l'oxyde de carbone.

Le poêle de fonte a, hélas ! tué pas mal de monde ; la statistique est là pour établir le nombre de ses victimes, et, pendant l'hiver, les journaux relatent continuellement des accidents dont il a été la cause. Néanmoins, beaucoup de familles continuent à s'en servir malgré les multiples avertissements, directs ou indirects, qu'elles reçoivent, et nous n'avons malheureusement pas une autorité suffisante pour qu'elles renoncent à ce genre d'appareil que condamne l'hygiène la plus élémentaire. Pour ces familles, dont nous regrettons l'entêtement, nous donnerons les règles que préconise le docteur George dans ses *Leçons d'hygiène*, non pas pour supprimer, mais pour atténuer les effets du chauffage par le poêle :

1° N'adapter, autant que possible, le poêle métallique qu'à des cheminées pourvues d'un bon tirage. Si le tirage laisse à désirer, y suppléer par des tuyaux de rallonge et adapter à l'ouverture de la cheminée une plaque en tôle qui ne laisse que l'ouverture strictement nécessaire pour la conduite.

2° Ouvrir la fenêtre ou la porte d'entrée pendant les premières minutes, de façon à établir un courant actif qui entraîne les produits de la combusion et permette aux couches de l'air, dans la cheminée, de s'échauffer.

3° Renouveler de temps en temps l'air de la pièce, si l'on est incommodé par la moindre odeur.

4° Ne jamais déplacer le poêle sans fermer avec soin le tuyau de dégagement. Lorsqu'on ouvre ensuite ce tuyau, il s'échappe souvent une fumée dense et très âcre, dont il faut avoir soin de favoriser l'évaporation.

5° Laisser éteindre le poêle pendant la nuit, ou bien le reléguer dans un endroit où ses émanations ne puissent incommoder personne. Il est rare qu'après deux ou trois heures une pièce de douze mètres carrés ne soit pas suffisamment chauffée ; il est donc inutile d'entretenir plus longtemps le chauffage au même endroit.

Non seulement toutes ces précautions sont indispensables, mais encore il en est une autre qu'il leur faut adjoindre : pour combattre la sécheresse de l'air ambiant causée par le poêle, on place sur son couvercle un vase rempli d'eau que la chaleur fait évaporer.

On peut enfin reprocher aux poêles la nécessité qu'ils imposent de ramoner fréquemment leurs tuyaux ; toutefois ce nouvel inconvénient, avouons-le, est imputable, non pas à l'appareil, mais aux personnes qui s'en servent. Il tient à ce que l'on a adapté au poêle des tuyaux trop petits. Les plus petits tuyaux demandent à être ramonés tous les deux ou trois jours ; mais les tuyaux moyens n'ont besoin d'être nettoyés que tous les mois, et les tuyaux larges qu'une fois par an.

Le chauffage au moyen d'un calorifère est très recommandable ; malheureusement il est dispendieux.

Dans les maisons pourvues d'un calorifère, le foyer est placé dans la cave ; des tuyaux de conduite distribuent la chaleur dans les appartements sous forme d'air chaud ou de vapeur d'eau. Le système à air chaud est de beaucoup préférable au système à vapeur d'eau ; d'abord parce qu'il coûte moins cher, ensuite parce que la vapeur d'eau se refroidit très rapidement, enfin parce qu'il exige une minutieuse surveillance pour éviter des explosions redoutables.

Les cheminées à gaz sont d'un usage commode ; on peut, avec elles, allumer ou éteindre immédiatement le feu, l'activer ou le diminuer à volonté. Mais, d'autre part, ce mode de chauffage est très coûteux et la moindre fuite peut causer l'asphyxie ou une explosion.

Les braseros, dont on se sert beaucoup dans le midi de la France, doivent être sévèrement bannis de l'appartement ; ils chauffent en asphyxiant.

Moins pernicieux, mais encore très peu recommandables, sont les poêles à pétrole. S'ils donnent beaucoup de calorique, ils sont fort dispendieux ; puis ils répandent une odeur désagréable et produisent une fumée dont l'action est nuisible aux poumons. Ajoutons qu'il suffit avec eux d'une maladresse pour déterminer un incendie.

Aux chaufferettes qu'affectionnaient nos aïeules il faut préférer les bouillottes modernes, qui sont à la fois commodes et salubres. La chaufferette a, en petit, les défauts du braséro. Aux dames qui, respectueuses des anciennes traditions, se servent encore de cet appareil, nous recommandons de l'entretenir avec du charbon de Paris recouvert de cendres ; elles veilleront, de plus, à ce qu'aucun bout de fil ou autre brimborion ne tombe à l'intérieur de la chaufferette, où ils donneraient lieu à de mauvaises odeurs et d'où ils pourraient communiquer le feu aux jupes.

Le bois est le combustible par excellence; l'hygiéniste n'en voudrait point d'autre. Par malheur, il coûte cher. Les meilleurs bois de chauffage sont le hêtre, l'orme, le charme et le chêne, qui brûlent lentement et donnent beaucoup de calorique; les bois blancs sont trop vite consumés. Le châtaignier et les bois résineux produisent des étincelles qui peuvent être dangereuses, dégagent trop de fumée et répandent dans la chambre une odeur désagréable.

Plus le bois sera sec, mieux il vaudra.

Dans certaines provinces, on emploie comme combustible la tourbe, qui est un débris de plantes aquatiques; dans d'autres, on fait usage de la tannée, mélange de mottes de terre et de tan épuisé; ailleurs, on se sert des pommes de pin ou des tiges desséchées du maïs. Tous ces produits sont acceptables au point de vue de la salubrité et ils ont l'avantage d'être économiques.

A Paris et dans les grandes villes, on brûle surtout de la houille et du coke. Rien de mieux. Les briquettes obtenues en pétrissant du poussier de charbon et de la terre glaise de manière à en former un mélange intime constituent un combustible très peu coûteux et parfaitement inoffensif.

CHAPITRE V

L'ÉCLAIRAGE

Le temps n'est sans doute pas très lointain où la lumière électrique aura remplacé tous les autres modes d'éclairage; c'est, en effet, le meilleur à tous les points de vue. Mais comme nous n'écrivons point pour les générations futures, nous devons entrer dans quelques détails sur les procédés actuellement en usage.

Les différents composés d'hydrogène et de carbone, sous quelque forme qu'ils se présentent, peuvent être utilisés pour produire la lumière ; mais les corps gras sont surtout employés dans ce but. Le blanc de baleine, la cire, l'acide stéarique, les suifs de bœuf, de bouc ou de mouton servent à faire les bougies et les chandelles; les huiles de graines épurées ou de poisson alimentent les

lampes et les appareils variés de l'éclairage domestique ; certaines huiles essentielles de naphte,
de schiste ou de goudron, mélangées à l'alcool ou
à l'éther, sont consommées sous le nom de gaz liquides ; enfin le gaz ordinaire, ou carbure d'hydrogène provenant de la distillation de la houille, est
aujourd'hui la substance éclairante la plus employée. Tous ces corps donnent des résultats très
différents, aussi bien en ce qui concerne l'intensité
de la lumière qu'ils fournissent qu'en ce qui concerne les produits de leur combustion.

MM. Péclet et Briquet ont dressé un tableau
comparatif des intensités des diverses lumières ;
la lampe Carcel de 13 lignes de diamètre étant
prise comme étalon au chiffre de 100, ils ont
trouvé :

Pour le gaz de l'éclairage.........	127,00
Pour la bougie de blanc de baleine.	14,40
Pour la bougie stéarique.........	14,30

Quant au mode de combustion, les appareils
contribuent puissamment à la viciation de l'air.
Un kilogramme d'acide stéarique peut verser, en
brûlant, près de 4 pour 100 d'acide carbonique
dans un espace de 50 mètres cubes.

Tout bien considéré, ce qui vaut le mieux, c'est
d'avoir le gaz dans toutes les pièces de son appartement. On combinera ainsi l'économie et la sécu-

rité. Seulement quelques précautions sont nécessaires. D'abord, il faut assurer, partout où l'on
emploie la lumière du gaz, une ventilation considérable, attendu que le gaz dégage, non seulement
une chaleur intense, mais aussi des vapeurs
méphitiques. Il va sans dire que les soins les
plus minutieux doivent être pris pour éviter les
fuites ou plutôt pour les arrêter à temps. Une
fuite sans importance se découvre immédiatement
par l'odeur nauséabonde qu'elle répand ; il n'y a,
du reste, pas lieu d'en redouter les effets. Mais si
la fuite est abondante, la quantité de gaz qui
s'échappe forme avec l'air ambiant un mélange
explosible qui peut causer les plus graves accidents, si l'on n'agit pas avec rapidité.

Quand il existe dans un appartement une fuite
de gaz, il faut la chercher sans lumière et ouvrir
portes et fenêtres, de manière que l'air de l'intérieur saturé de gaz soit renouvelé par l'air de
l'extérieur. Un peu de graisse épaisse ou un
chiffon imbibé d'huile appliqué sur la fissure
du conduit suffira pour arrêter l'échappement du
gaz et permettre d'attendre patiemment les ouvriers.

N'employez pas de becs mal construits, laissant
passer du gaz non brûlé dont le moindre désagrément est de provoquer des migraines et des nausées. Munissez vos becs de cheminées de verre et

de régulateurs maintenant la flamme à la même hauteur.

Le cahier des charges relatif à la concession de l'éclairage au gaz de la ville de Paris contient la disposition suivante :

L'éclairage sera fait par le gaz extrait de la houille. Il ne pourra être employé d'autre gaz sans le consentement formel et écrit du préfet de police, après délibération du conseil municipal. Le gaz sera parfaitement épuré.

Le compteur ne doit jamais être placé dans un endroit obscur et resserré, mais au contraire dans un lieu apparent; on l'entourera d'une cage de bois, pour préserver les robinets de toute cause d'incendie, et on laissera toujours à la chambre où il est placé des ouvertures libres communiquant avec l'air extérieur, afin qu'en cas de fuite le gaz ait une issue facile et prompte.

Une ordonnance de police indique les précautions qu'il convient de prendre dans l'emploi du gaz. En voici les principaux passages :

Pour que l'emploi du gaz n'offre dans l'éclairage aucun inconvénient, il importe que les becs n'en laissent échapper aucune partie sans être brûlée.

Les lieux éclairés devront être ventilés avec soin, même pendant l'interruption de l'éclairage; sans cette précaution, le gaz non brûlé s'accumule et peut occasionner des asphyxies, des explosions et des incendies.

Les robinets doivent être graissés de temps à autre intérieurement, afin d'en faciliter le service.

Pour l'allumage, il est essentiel d'ouvrir d'abord le robinet extérieur, dont la clé est entre les mains du consommateur, puis de présenter successivement la flamme à l'orifice de chaque bec au moment même où l'on ouvre le robinet particulier de ce bec, afin qu'aucune portion du gaz non brûlé ne puisse s'écouler.

Lors de l'extinction, il importe de commencer par fermer le robinet extérieur et de fermer ensuite avec soin le robinet qui est adapté à chacun des becs. Si l'on négligeait de prendre cette dernière précaution, on s'exposerait à des accidents graves, dont il existe malheureusement de nombreux exemples.

Beaucoup de personnes préfèrent l'éclairage à l'huile à l'éclairage au gaz ; il n'y a aucun inconvénient à ce qu'elles suivent leur goût.

La meilleure huile à brûler est claire et transparente. Il faut avoir soin de tenir l'huile à l'abri de l'air, à cause de sa grande affinité pour l'oxygène et de sa facilité à s'éventer. Éviter l'emploi de l'huile de noix, qui est âcre et visqueuse.

Le maniement d'une lampe demande quelques soins. Si la mèche est trop levée ou trop serrée contre le bec de l'appareil, l'huile ne montera que lentement ; si la mèche est trop lâche, il montera trop d'huile. Une mèche taillée inégalement ou insuffisamment donnera une lumière tremblotante ; la lampe filera et fumera.

Il arrive quelquefois qu'une lampe fume, non
pas parce que la mèche est imparfaitement taillée
ou parce que l'huile est défectueuse, mais parce
que la mèche est de mauvaise qualité. Dans ce cas,
on trempera cette mèche dans du vinaigre fort et
on la fera sécher; elle fournira alors une lumière
claire et brillante.

L'éclairage au pétrole ne vaut pas l'éclairage à
l'huile; sans le condamner, il faut du moins recommander à ceux qui l'adoptent de choisir du pétrole
bien épuré. La gaziline est ce qu'il y a de mieux;
encore répand-elle des fumées schisteuses.

La question de l'abat-jour ne doit pas être passée
sous silence. S'il est translucide, qu'il soit vert;
s'il est opaque, que la partie interne soit d'un blanc
mat.

Les bougies blanches constituent un luminaire
admissible. Les bougies de luxe, colorées, ne
doivent pas être employées pendant plusieurs
heures consécutives; leur coloration est, en effet,
due presque invariablement à des toxiques. Se
garder spécialement des bougies vertes, qui contiennent de l'arsenic.

Inutile de faire le procès de la chandelle; il y a
longtemps qu'il est perdu.

NOTES

RÈGLEMENTS DE POLICE RELATIFS A LA SALUBRITÉ DES LOGEMENTS

ARTICLE PREMIER. — Les maisons doivent être tenues, tant à l'intérieur qu'à l'extérieur, dans un état constant de propreté.

ART. 2. — Les maisons devront être pourvues de tuyaux et cuvettes en nombre suffisant pour l'écoulement et la conduite des eaux ménagères. Ces tuyaux et cuvettes seront constamment en bon état; ils seront lavés et nettoyés assez fréquemment pour ne jamais donner d'odeur.

ART. 3. — Les eaux ménagères devront avoir un écoulement constant et facile jusqu'à la voie publique, de manière qu'elles ne puissent séjourner ni dans les cours, ni dans les allées; les gargouilles, caniveaux, ruisseaux destinés à l'écoulement de ces eaux seront lavés plusieurs fois par jour et entretenus avec soin. — Dans le cas où la disposition du terrain ne permettrait pas de donner un écoulement aux eaux sur la rue ou dans un égout, elles seront reçues dans les puisards pour la construction desquels on se conformera aux dispositions des ordonnances de police.

Art. 4. — Les cabinets d'aisances seront disposés et ventilés de manière à ne pas donner d'odeur. Le sol devra être imperméable et tenu dans un état constant de propreté. Les tuyaux de chute seront maintenus en bon état et ne devront donner lieu à aucune fuite.

Art. 5. — Il est défendu de jeter ou de déposer dans les cours, allées et passages, aucune matière pouvant entretenir l'humidité ou donner de mauvaises odeurs. — Partout où les fumiers pourront être conservés dans des trous couverts ou sur des points où ils ne compromettraient pas la salubrité. l'enlèvement en sera opéré chaque jour avec les précautions prescrites par les règlements. — Le sol des écuries devra être rendu imperméable dans la partie qui reçoit les urines. Les écuries devront être tenues avec la plus grande propreté; les ruisseaux destinés à l'écoulement des urines seront lavés plusieurs fois par jour.

II

MOYENS D'ASSURER LA SALUBRITÉ DES LOGEMENTS
RECOMMANDÉS PAR LE CONSEIL D'HYGIÈNE ET DE SALUBRITÉ
DU DÉPARTEMENT DE LA SEINE

Aération. — L'air d'un logement doit être renouvelé tous les jours, le matin, les lits étant ouverts. Ce n'est pas seulement par l'ouverture des portes et des fenêtres que l'on peut opérer le renouvellement de l'air d'un logement ; les cheminées y contribuent efficacement aussi. Les cheminées sont même indispensables dans les maisons simples en profondeur et qui n'ont qu'un seul côté. Les chambres où l'on couche devraient toutes en être pourvues ; on ne saurait donc trop proscrire la mauvaise habitude de boucher les cheminées, afin de conserver plus de chaleur dans les chambres. — Le nombre des lits doit être, autant que possible, proportionné à l'espace du local, de sorte que dans chaque chambre il y ait au moins quatorze mètres cubes d'air par individu, indépendamment de la ventilation.

Mode de Chauffage. — Les combustibles destinés au chauffage et à la cuisson des aliments ne doivent être brûlés que dans des cheminées, poêles et fourneaux qui ont une communication *directe* avec l'air extérieur, même lorsque le combustible ne donne pas de fumée. Le coke, la braise et les diverses sortes de charbon qui se trouvent dans ce dernier cas sont considérés à tort, par beaucoup de personnes, comme pouvant être impunément brûlés à découvert dans une chambre habitée. C'est là un des préjugés les plus fâcheux ; il donne lieu, tous les jours, aux accidents les plus graves : quelquefois même, il devient cause de mort.

Aussi doit-on proscrire l'usage des braseros, des poêles et calorifères portatifs de tout genre qui n'ont pas de tuyaux d'échappement au dehors. Les gaz qui sont produits pendant la combustion de ces moyens de chauffage et qui se répandent dans l'appartement sont beaucoup plus nuisibles que la fumée de bois.

On ne saurait trop s'élever aussi contre la pratique dangereuse de fermer complètement la clef d'un poêle ou la trappe intérieure d'une cheminée qui contient encore de la braise allumée ; c'est là une des causes d'asphyxie les plus communes. On conserve, il est vrai, la chaleur dans les chambres ; mais c'est aux dépens de la santé, et quelquefois de la vie.

SOINS DE PROPRETÉ. — Il ne faut jamais laisser séjourner longtemps les urines, les eaux de vaisselle et les eaux ménagères dans un logement. Il faut balayer fréquemment les pièces habitées, laver une fois par semaine les pièces carrelées et qui ne sont pas frottées, les ressuyer aussitôt pour en enlever l'humidité. Le lavage, qui entraîne à sa suite un état permanent d'humidité, est plus nuisible qu'avantageux ; il ne doit donc pas être opéré trop souvent.

Lorsque les murs d'une chambre sont peints à l'huile, il faut les laver de temps en temps pour en enlever les couches de matières organiques qui s'y déposent et s'y accumulent à la longue.

Dans le cas de peinture à la chaux, il convient d'en opérer tous les ans le grattage et d'appliquer une nouvelle couche de peinture.

Tout papier de tenture que l'on renouvelle doit être arraché complètement ; le mur doit être gratté et les trous rebouchés avant de coller de nouveau papier.

Les cabinets particuliers d'aisances doivent être soigneusement ventilés, et, autant que possible, à fermeture au moyen de soupapes hydrauliques.

III

MOYENS D'ASSURER LA SALUBRITÉ DES MAISONS
RECOMMANDÉS PAR LE MÊME CONSEIL

CABINETS D'AISANCES COMMUNS. — Il n'est guère de cause plus grave d'insalubrité ; un seul cabinet d'aisances mal ventilé ou tenu malproprement suffit pour infecter une maison tout entière. On évite, autant qu'il est possible, cet inconvénient en pratiquant à l'un des murs du cabinet une cheminée suffisamment large pour opérer une ventilation et pour éclairer, — en tenant, en outre, les dalles et le siège dans un état constant de propreté à l'aide de lavages fréquents. On doit renouveler souvent aussi le lavage du sol et celui des murs, qui doivent être peints à l'huile et au blanc de zinc ; chacun de ces cabinets doit être clos au moyen d'une porte ; enfin, il faut, autant que possible, éviter les angles dans la construction desdits cabinets.

EAUX MÉNAGÈRES. — Les cuvettes destinées au déversement des eaux ménagères doivent être garnies de *hausses*, ou disposées de telle sorte que les eaux projetées à l'intérieur ne puissent jaillir au dehors. Il faut bien se garder de refouler, à travers les ouvertures de la grille qui se trouve au fond des cuvettes, les fragments solides dont l'accumulation ne tarderait pas à produire l'engorgement des tuyaux.

On doit placer une grille à la jonction du tuyau avec la cuvette, afin d'empêcher l'obstruction par les matières solides.

Il ne faut jamais vider d'eaux ménagères dans les tuyaux de descente pendant les gelées. Lorsque l'orifice d'un de ces tuyaux aboutit à une pierre d'évier placée dans une chambre ou dans une cuisine, on doit le tenir parfaitement fermé au moyen d'un tampon ou d'un siphon.

Il y a toujours avantage à diriger les eaux pluviales dans les tuyaux de descente, de manière à les laver. Lorsque ces tuyaux exhalent une mauvaise odeur, il faut les laver avec de l'eau contenant au moins 1 pour 100 d'eau de javelle.

Une des pratiques les plus fâcheuses dans les usages domestiques, et contre laquelle on ne saurait trop s'élever, c'est celle de déverser les urines dans les plombs d'écoulement des eaux ménagères.

Les ruisseaux des cours et les caniveaux destinés au passage des eaux ménagères doivent être exécutés en pavés, en pierre ou en fonte ; les joints doivent être faits avec soin, et les pentes régulières, de manière à empêcher toute stagnation d'eaux et à rendre facile le lavage de ces ruisseaux et caniveaux.

Propreté du bâtiment. — Il faut balayer fréquemment les escaliers, les corridors, cours et passages, gratter les dépôts de terre ou d'immondices qui résistent à l'action du balai.

Il est utile de peindre à l'huile les murs des maisons, façades, couloirs, escaliers ; cette matière empêche les murs de se pénétrer de matières organiques, mais il faut avoir soin d'en opérer le lavage une fois par an.

Lavage du sol. — Les parties carrelées, pavées ou dallées, doivent être lavées souvent, quand il s'agit d'escaliers ou de sol de corridors : il faut les ressuyer aussitôt après le lavage, pour éviter un excès d'humidité toujours nuisible.

L'eau suffit le plus ordinairement à ces lavages; mais, dans les cas d'infection et de malpropreté de date ancienne, il faut ajouter à l'eau 1 pour 100 d'eau de javelle ou de chlorure d'oxyde de sodium. L'emploi du chlorure de chaux aurait l'inconvénient de laisser, à la longue, un sel hygroscopique, le chlorure de calcium, qui entretiendrait une humidité permanente, contraire à la salubrité.

C'est en pratiquant ces soins si simples, d'une exécution si facile et si peu dispendieuse, que l'on tend à la conservation de la santé, en même temps que l'on s'oppose aux progrès des épidémies qui peuvent frapper d'un moment à l'autre toute une population.

DEUXIÈME PARTIE

L'ALIMENTATION

CHAPITRE PREMIER

LA CUISINE

Avant de parler de l'alimentation proprement dite, il convient d'indiquer les principes essentiels qui doivent régir l'installation de la cuisine.

Cette pièce sera dallée ou carrelée, de telle sorte que le lavage à grande eau puisse y être fréquemment répété sans que l'humidité pénètre dans le parquet et y séjourne. Il sera bon que les murs soient revêtus, jusqu'à une hauteur d'environ un mètre, de briques vernissées ou de carreaux en faïence.

L'évier doit être en pierre dure, polie et peu poreuse ; s'il en était autrement, il faudrait le garnir d'une couverture métallique. On fermera l'orifice du tuyau de conduite avec un champignon de métal, afin d'éviter des émanations désagréables. Il va sans dire que l'évier doit être constamment maintenu dans un état de propreté parfaite ; même pendant les fortes chaleurs, on fera bien d'avoir recours aux désinfectants, — marc de café, charbon végétal en poudre ou chlorure de chaux.

La boîte à ordures doit être en fer galvanisé ; on la nettoiera fréquemment avec de l'eau de savon bouillante. La boîte en bois a le grave défaut d'être perméable et de retenir dans ses fibres les impuretés qui l'ont pénétrée.

A Paris, les règlements préfectoraux veulent que les ordures soient déversées par les locataires de chaque maison dans un récipient commun où elles attendent d'être emportées par les tombereaux municipaux. Voilà qui est bien ; mais malheureusement les tombereaux ne passent que le matin, et comme l'habitude est de vider les boîtes le soir, les ordures de toute la maison restent pendant toute la nuit dans le vestibule, où elles constituent un foyer d'infection. Les miasmes montent dans la cage de l'escalier et se répandent à tous les étages.

Il est vrai que déposer les ordures dans la rue, comme on le faisait autrefois, ne vaudrait guère mieux ; on empesterait l'air extérieur, ce qui est à peu près aussi malsain qu'empester l'air intérieur. Ce qu'il faudrait, c'est : ou bien que les locataires fussent tenus de garder leurs ordures chez eux jusqu'au matin, dans lequel cas ils devraient les enfermer dans des boîtes hermétiquement closes ; ou bien que la tournée des tombereaux eût lieu le soir. Cette dernière solution serait avantageuse, non pas seulement au point de vue de la salubrité, mais encore en ce que les rues, qui sont balayées entre quatre et cinq heures du matin, ne seraient pas salies à sept heures par les détritus que les conducteurs de tombereaux répandent forcément.

La question de l'eau est d'une importance capitale ; les eaux viciées sont, en effet, l'un des véhicules les plus actifs de nombreuses maladies et de redoutables épidémies. C'est pourquoi on ne saurait trop recommander l'usage exclusif de l'eau filtrée.

Voulez-vous un filtre à bon marché ? — Prenez un pot à fleurs ordinaire et fixez dans l'ouverture du fond un morceau d'éponge bien propre ; l'eau qui sortira de cet appareil, après avoir traversé l'éponge, sera pure. Par excès de précaution, vous pourrez d'ailleurs répandre sur le fond du pot une mince couche de sable fin ou de charbon en poudre.

On trouve dans le commerce une foule de filtres d'un prix plus ou moins élevé ; presque tous sont recommandables.

Si, par suite d'une circonstance exceptionnelle, on n'avait à sa disposition, pour cuire des légumes, que de l'eau crue, c'est-à-dire de l'eau surchargée de sulfates et de carbonates de chaux ou de magnésie, on mettrait au fond de la marmite un sachet de cendre ; grâce à cet expédient bien simple, l'eau deviendrait propre à la cuisson.

La batterie de cuisine en tôle bleue émaillée est la plus hygiénique et la plus commode ; quelque soin qu'on ait des casseroles en zinc, en étain ou en cuivre, elles exposent à des dangers. Si l'on se sert d'une casserole légèrement décapée et si on laisse refroidir sur ses parois une matière graisseuse, on risque d'être empoisonné.

Les marmites en fonte émaillée sont excellentes ; il en est de même de la faïence, du verre et de la porcelaine. Il faut éviter l'emploi des pots de terre vernissés ; l'enduit qui les recouvre contient du plomb, sur lequel les acides agissent.

Même recommandation pour les poteries vernies
et les ustensiles étamés.

Le meilleur charbon de bois est celui qui est
dur et résonnant au frapper et ne donne pas de
poussière ; il doit être conservé parfaitement sec.
Le charbon de Paris est très économique ; il convient surtout pour la préparation du pot-au-feu et
des mets qui exigent une cuisson prolongée sur
un feu peu intense.

CHAPITRE II

La digestion a pour but l'assimilation et la désassimilation. Par l'assimilation, une partie des matières s'identifie avec la substance ; par la désassimilation, une partie de ces matières est expulsée. Au point de vue de l'économie animale, le point important est donc d'absorber, sous un faible volume et dans de bonnes conditions, des aliments assimilables.

Ainsi posée, la question est très simple ; malheureusement elle se complique quand on passe de la théorie à la pratique et du général au particulier. C'est que pour la résoudre, il faut tenir compte d'un nombre presque infini de circonstances : les tempéraments ne sont pas tous identiques, et ce qui convient à l'un ne convient pas à l'autre ; les dispositions changent, et il en faut tenir compte ; le milieu dans lequel on vit est variable, et ses variations impliquent des nécessités différentes.

Le grand point, c'est la sobriété ; elle laisse la tête froide, les idées nettes et le jugement sain. La table comporte un entraînement d'effets physiques et moraux d'une évidente réalité. « Jamais homme aimant son ventre ne fit belle œuvre », a dit très justement Charron ; on peut ajouter que la vie n'est pas longue, quand elle n'est faite que d'indigestions.

On a calculé qu'une personne régulièrement adonnée à la bonne chère absorbe quarante fois plus d'aliments qu'elle n'en peut assimiler. S'étonnera-t-on, après cela, que les gourmands endurcis soient naturellement prédisposés à la maladie ?

Est-ce à dire qu'il faille, pour être sage, doser son pain et son vin, sa viande, ses légumes, et le reste ? L'hygiéniste demandera-t-il que, renouvelant une ancienne loi de Sparte, on impose une amende aux gens dont l'embonpoint dépasse une limite déterminée ? Non, certes ; l'hygiène est un guide, elle n'est pas un tyran. Mais il est des règles générales qu'on ne saurait enfreindre impunément ; voici ces règles, telles que les a formulées en substance le célèbre docteur Réveillé-Parise :

1° Connaître exactement la force, l'énergie, les répugnances, les prédilections, voire même les caprices, de son estomac. Une expérience journalière et réfléchie doit éclairer sur ce point important. Manger ce que l'on digère bien, rejeter ce qui incommode, voilà la règle suprême, le sommaire de tous les préceptes.

2° Apaiser la faim, ne jamais l'irriter.

3° Que la quantité d'aliments soit toujours proportionnée à la puissance digestive. La force organique est d'autant plus active qu'elle s'exerce sur une moins grande quantité de matière ; c'est-à-dire qu'elle agit en raison inverse des masses. Ce que l'estomac ne peut pas digérer est un véritable poison.

4° Manger de peu et peu ; c'est le régime philosophique par excellence, car les béatitudes gastronomiques se paient trop cher. Cependant il faut toujours avoir égard à la disposition particulière de son estomac.

5° Gardez-vous de confondre l'appétit de l'estomac avec l'appétit du palais. Ce qui plaît au goût, ce qui flatte la sensualité est parfois très dangereux à l'estomac. Le *quod sapit, nutrit* (ce qui plaît, nourrit) est un chant de sirène dont il faut se méfier. La bonne cuisine a cela de dangereux, qu'elle fait trop manger ; or, l'écueil est ici bien près de la volupté.

6° Evitez toute distraction forte et importune pendant le repas. Convive aimable et gai, soyez à votre aise. Eloignez toute idée pénible : ce que l'on mange au sein de la joie produit à coup sûr un sang pur, léger et nourrissant. Que le poison de la vanité ne gâte pas les mets les plus sains.

7° Consultez le besoin et l'habitude pour le nombre des repas. En général, pour bien digérer, il faut que l'estomac ait complètement achevé la digestion du repas précédent. On a remarqué toutefois que les estomacs faibles ou délicats ont besoin de manger peu et souvent, ce qui prouve la fausseté du vieux dicton : *Semel comedere angelorum est ; bis eodem die, hominum ; frequentius, brutorum* (manger une fois par jour est le propre des anges ; deux fois, celui des hommes ; trois fois, celui des brutes).

8° Faire un choix d'aliments convenables, sans exclusion, rafraîchissants, calorifiants, légers, substantiels, toujours selon la tolérance gastrique. Encore une fois, l'aliment qu'on digère le mieux est le meilleur.

9° Le besoin une fois satisfait, la borne est posée ; l'excès se trouve au-delà. Il faut même, dans certains cas, avoir le courage d'immoler son appétit à sa santé. Si vous gorgez l'estomac, si vous le condamnez sans cesse à de rudes épreuves, il y aura une réaction éminemment à craindre. On

4

sait que les dîners de Platon étaient fort médiocres le jour même, mais que le lendemain on les trouvait délicieux. Il faut admettre ce proverbe arabe : « La tempérance est un arbre qui a pour racine le contentement de peu, et pour fruits la santé et le calme. »

10° Si, par circonstance, on mange plus qu'on ne doit, il faut se restreindre les jours suivants, afin que l'estomac puisse se reposer de l'excès de fatigue qui lui a été imposé. L'empereur Vespasien faisait diète un jour par mois; c'est une excellente coutume.

CHAPITRE III

LES ALIMENTS D'ORIGINE ANIMALE

Les savants divisent les aliments en quatre classes :

1° Les aliments quaternaires ;

2° Les aliments ternaires ;

3° Les graisses ;

4° Les aliments d'épargne.

Comme ce livre veut être pratique plus que scientifique, nous nous contenterons d'indiquer en quelques mots la nature et les propriétés des aliments appartenant à chacune de ces classes.

Les aliments quaternaires sont ainsi nommés parce qu'ils contiennent toujours *quatre* éléments chimiques : oxygène, hydrogène, carbone et azote. On les appelle quelquefois *aliments azotés*, par

opposition aux aliments ternaires, qui sont invariablement dépourvus d'azote. La plupart des aliments quaternaires proviennent du règne animal ;
ils renferment presque tous de petites quantités
de soufre, de phosphore et de fer. Ce sont eux qui
constituent les mets substantiels par excellence ; ils
comprennent les viandes.

Les aliments ternaires, ou *hydrocarbonés*, contiennent de l'oxygène, de l'hydrogène et du car
pone. Ils proviennent presque tous du règne végétal. Ils ne peuvent s'assimiler au sang, mais les
sucs digestifs les transforment et les font passer
dans les tissus de l'organisme.

Les graisses se trouvent dans les végétaux
aussi bien que dans les animaux ; le suc pancréa-
tique les divise en gouttelettes, après quoi elles
sont absorbées sans modification.

Les aliments d'épargne, ou *nervins*, sont des
substances dont l'effet aboutit principalement à
une surexcitation passagère du système nerveux
grâce à laquelle l'activité musculaire augmente et
la muqueuse stomacale s'anesthésie ; ils flattent le
goût et trompent la faim. A cette classe appartiennent l'alcool, le café et le thé.

Mais nous n'étudierons pas les aliments en suivant l'ordre scientifique de leur classement ; il sera
beaucoup plus simple et beaucoup plus commode
de les diviser en trois groupes : les aliments d'ori-

ne animale, les aliments d'origine végétale, les
enus plats et les condiments.

Parlons d'abord des aliments d'origine animale.

On distingue trois sortes de viandes : les viandes
ouges, les viandes blanches et les viandes noires.

Les viandes rouges sont les plus nutritives ; elles
e digèrent facilement. Il faut, toutefois, qu'elles
e soient pas trop riches en graisse, de peur
qu'elles ne fatiguent l'intestin.

Les viandes blanches sont aussi d'une digestion
acile ; elles conviennent spécialemnt aux conva-
escents, aux estomacs délicats, débilités ou sur-
enés.

Les viandes noires, que les gourmets laissent
olontiers faisander avant qu'elles paraissent sur
ur table, sont lourdes à digérer et fatiguent l'es-
omac ; aussi doit-on, en règle générale, ne manger
1 gibier qu'avec modération, surtout s'il est très
tendu.

Lacassagne a formulé comme suit les principes
ai doivent guider une ménagère dans le choix
es viandes rouges et blanches :

1º Les régions musculaires sont les meilleures.
a chair musculaire présente, à la section trans-
ersale, une teinte rosée, plus ou moins prononcée
uivant les races ; elle est ferme, élastique au tou-
er ; son grain est fin ou marbré, *persillé*, comme
sent les bouchers ; son odeur est douce et fraîche.

4.

Au contact prolongé de l'air, sa couleur se fane e
sa surface durcit. Se méfier des viandes qui offren
une teinte acajou foncé.

2° Les meilleurs morceaux du bœuf sont : le gît
à la noix, la tranche, la culotte, et surtout le file
et le contre-filet. Dans le veau, on recherche l
longe, le carré et la noix. Toutes ces viandes son
fournies par les parties les plus musculaires d
l'animal. Viennent ensuite : l'épaule et la régioı
costale ; celle-ci fournit les côtelettes, le paleron
le talon de collier, le train de côte, la bavett
d'aloyau. Le reste est beaucoup moins apprécié.

3° Après les muscles, il faut citer : la cervelle,
qui renferme de la matière phosphorée ; le thymus
ou ris de veau ; le foie, indigeste parce qu'il es
très graisseux ; le rein ou rognon ; la langue ; le
mou de veau (poumons), les tripes et la fraise, qui
sont très peu recommandables.

Pendant les chaleurs de l'été, on ne peut guère
conserver la viande au-delà de deux jours ; en hiver,
elle reste suffisamment fraîche pendant quatre
jours. On évitera la fermentation en gardant la
viande à l'abri de l'air et de l'humidité.

Il existe un grand nombre de procédés pour conserver la viande au-delà de la période normale. Les
plus simples consistent : 1° à la soumettre à une
cuisson incomplète et à l'envelopper ensuite de
beurre ou de graisse fondue ; 2° à l'entourer, après

qu'elle a été cuite, d'une sauce très gélatineuse ; 3° à la laisser dans de la saumure. Les autres procédés ne sont guère applicables que dans le commerce ; ils nécessitent des appareils coûteux ou des installations spéciales : dessication, fumage, compression hydraulique, emploi de mélanges, etc.

Après les viandes dont il vient d'être question, il faut encore mentionner les viandes de cheval et d'âne, qui, depuis 1870, font partie de l'alimentation de beaucoup de familles peu aisées. Ces viandes ont leurs boucheries et coûtent très bon marché ; il n'y a rien à dire contre elles, pourvu qu'elles soient saines.

Quant à la viande de porc, il n'en faut user qu'avec modération ; elle est indigeste et échauffante. De plus, elle peut donner le ténia, ou ver solitaire, peu dangereux, il est vrai, mais fort incommode, et dont on ne se débarrasse que difficilement.

Léthely a formulé très nettement les effets auxquels doit aboutir la cuisson de la viande. Il faut, dit-il :

1° Que la cuisson coagule l'albumine et le sang des tissus, de manière à rendre la viande agréable à la vue ;

2° Qu'elle développe un bon goût et rende les tissus divisibles et tendres, c'est-à-dire propres à la mastication et à la digestion ;

3° Qu'elle provoque une température constituant un moyen de communication de la chaleur au système ;

4° Qu'elle tue les parasites dans les tissus de la viande.

La première, la deuxième et la quatrième de ces conditions sont manifestement indispensables ; quant à la troisième, elle est sujette à des réserves : nombre d'hygiénistes recommandent, en effet, de manger froid en hiver, surtout si l'on doit s'exposer immédiatement, après le repas, à l'influence de l'air extérieur.

En dépit de l'opinion générale, le bouillon est un aliment très peu nutritif. En revanche, il est apéritif, — autrement apéritif que le vermouth, le bitter, l'absinthe, et autres breuvages du même genre, toujours nuisibles à la santé.

Pour avoir du bon bouillon, dit Brillat-Savarin dans sa *Physiologie du goût*, il faut que l'eau s'échauffe lentement, afin que l'albumine ne se coagule pas dans l'intérieur avant d'être extraite ; et il faut que l'ébullition s'aperçoive à peine, afin que les diverses parties qui sont successivement dissoutes puissent s'unir intimement et sans trouble.

Le bouilli est très sain ; il apaise promptement la faim et se digère bien ; mais il restaure médiocrement, parce que l'ébullition lui a fait perdre une grande partie de ses sucs assimilables. On a dit de lui, avec raison, que c'est de la viande moins son jus.

Les rôtis l'emportent sur tous les autres mets. Les Anglais, gens pratiques, le savent bien, car presque invariablement les viandes qui paraissent sur leurs tables sont rôties. Toutefois, il importe de prémunir les amateurs de pièces rôties contre le danger qu'il y a à les manger trop peu cuites; il faut que le centre ait atteint la température *minima* de 54°, juste suffisante pour détruire les œufs du ténia.

Dans les ragoûts, la sauce vaut mieux que la viande; celle-ci est presque toujours desséchée et chargée d'une graisse qui en rend la digestion pénible.

La viande crue est plutôt un remède qu'un aliment; on l'emploie contre la dyspepsie, la diarrhée chronique et l'anémie. On ne peut guère la prendre qu'en pulpe très divisée, mélangée avec de la confiture, du potage, des œufs ou de la purée de légumes. Mais, quelle que soit la façon dont on l'administre, il faut toujours craindre qu'elle ne donne le ténia. On la remplace avantageusement par la *poudre de viande*, préparée d'après le procédé suivant :

« Prendre du bouilli, le couper par petits morceaux et le faire dessécher au bain-marie; puis, quand la dessication est complète, faire passer le tout à travers un moulin à café dont on a eu le soin de rapprocher les dents. On obtient ainsi une poudre beaucoup plus grossière, il est vrai, que la poudre faite industriellement, mais d'un goût agréable et que l'on peut fort bien utiliser. On doit aujourd'hui substituer à la viande crue les poudres de viande, à cause des trois avantages que voici : Valeur nutritive beaucoup plus grande (les poudres de viande correspondant à cinq fois leur poids de viande crue); peptonisation beaucoup plus facile par suite de leur état pulvérulent; enfin, impossibilité de produire le ténia, puisqu'on prend de la viande bouillie. » (Dr Dujardin-Beaumetz, *Nouvelles médications*.)

Les volailles à chair blanche sont à la fois délicates, nutritives et faciles à digérer; les volailles à chair noire, très riches en matières assimilables, sont un peu lourdes à l'estomac.

Rien à dire contre le gibier; sa chair n'est pas très légère, mais elle est nutritive et agréable au goût. — Le meilleur lièvre est celui qui a le râble épais, la tête petite, le poil dru et brillant. — Le chevreuil, le cerf et le sanglier ne constituent des aliments recommandables que s'ils sont jeunes.

Le poisson, moins nourrissant que la chair, mais plus succulent que les végétaux, est un ali-

ment qui convient à presque tous les tempéraments
et que l'on peut permettre même aux convalescents.
Il doit être mangé très frais; les ménagères ne
l'achèteront que si ses ouïes sont humides et d'un
rouge vif, et si ses yeux ouverts ont quelque éclat.
On reconnaît au moyen d'un simple lavage si les
marchandes ont coloré les ouïes avec du sang
frais.

Il est contestable que la chair du poisson soit
aphrodisiaque; mais il est certain qu'elle provoque
souvent, ou tout au moins favorise les éruptions
cutanées.

Autant la grenouille est saine, autant la tortue
l'est peu; un potage à la tortue coûte aussi cher à
l'estomac qu'à la bourse.

Le homard, la langouste, l'écrevisse, le crabe et
les crevettes sont indigestes; de plus, ces mets de
luxe sont des agents de l'urticaire, et, plus générale-
lement, des érythèmes.

Il y a aussi danger à abuser des mollusques. Les
huîtres peuvent produire des accidents gastro-in-
testinaux, des tuméfactions de la langue et du visage. Le foie des moules contient un poison violent, la mytilotoxine; l'antidote de ce poison est la
caféine. L'escargot est inoffensif, pourvu qu'on lui
ait fait dégorger les herbes suspectes, et principalement la ciguë, par un jeûne d'au moins trois
semaines.

CHAPITRE IV

LES ALIMENTS D'ORIGINE VÉGÉTALE

En tête de ces aliments se placent les farines.

Une bonne farine se reconnaît à ce qu'elle est blanche ou à peine teintée en jaune, inodore, exempte de grumeaux, dépourvue de saveur acide, et forme avec l'eau une pâte filante et non visqueuse.

Pour reconnaître si une farine contient des micro-organismes, on l'étale et on la presse légèrement entre deux feuilles de papier; les acariens, s'il y en a, ne tarderont pas à soulever de petits monticules sur la surface unie, et à l'aide d'une loupe on découvrira l'animal. (Trousseau.)

Certains marchands malhonnêtes mêlent de la craie à leur farine; on s'apercevra de la fraude en versant sur cette farine quelques gouttes d'acide chlorhydrique : il se dégagera alors des vapeurs d'acide carbonique. (Lanteirès.)

Si l'on traite 5 grammes de farine, dans un verre à pied, par 25 centigrammes de chloroforme, et qu'on laisse, après agitation, reposer ce mélange, la farine monte à la surface, et les surfaces minérales introduites dans la farine (gypse, plâtre, argile, chaux) se déposent au fond du verre. (Arnould.)

Enfin, si l'on a falsifié de la farine de blé en y mêlant d'autres farines de qualité inférieure (pomme de terre, féveroles, seigle, etc.), on le reconnaîtra en humectant très légèrement d'eau cette farine et en l'examinant à la loupe ; les farines falsificatrices formeront des grumeaux d'amidon.

Quant au pain, on le choisira d'après les principes suivants, formulés par Arnould :

Un bon pain présente deux croûtes : l'une, inférieure, de couleur jaune paille, plus mince ; l'autre, supérieure, plus épaisse, bombée, sonore à la percussion, d'un jaune doré ou marron. L'une et l'autre doivent adhérer partout à la mie. Lorsque, sur une tranche de pain, on cherche à rapprocher les deux croûtes, le pain doit céder à la pression et revenir ensuite assez rapidement à sa forme première dès qu'on l'abandonne. La mie doit être homogène, sans grumeaux farineux, d'un blanc jaunâtre, sans points noirs, gris ou rouges, élastique, n'adhérant pas aux doigts quand on la comprime dans la main, parsemée de trous inégaux n'atteignant jamais à la taille de vacuoles ou lacunes. Quand il se trouve de ces grandes cavités, particulièrement sous la croûte, il s'agit le plus souvent d'un gluten altéré, qui n'a pu emprisonner également l'acide carbonique ; souvent cet accident succède à une fermentation poussée trop loin. On ne négligera pas de flairer le pain sur la tranche et d'en manger ; on doit lui trouver une bonne odeur, un goût franc et agréable. Le pain mal travaillé a les yeux petits ; il est cireux à la coupe ; mal cuit, il est pâteux, collant aux doigts, lourd.

Le pain de gruau est riche en gluten, mais pauvre en phosphates et en azote ; le pain viennois est pétri avec trois parties d'eau et une partie de lait ; le pain au lait est uniquement pétri avec du lait ; le croissant est pétri avec de la farine additionnée d'œufs.

Les fécules alimentaires comprennent : la pomme de terre, les lentilles, les haricots, les pois, les féveroles et quelques produits exotiques.

Toutes ces substances sont excellentes ; de plus, leur prix est modique et on peut les conserver longtemps.

La pomme de terre est la moins nutritive des
fécules, mais elle a l'avantage de se plier à toutes
sortes de préparations. Insuffisamment cuite, elle
peut être toxique. Enlevez avec soin les taches
vertes qu'elle présente quelquefois ; ces taches
sont constituées par la solanine, qui est un poison.

Le sagou, l'arrow-root, le tapioca, le salep et les
autres fécules dont on se sert pour les potages et
les bouillies d'enfant sont inoffensifs, à la condition d'être parfaitement purs.

Les légumes aqueux et herbacés sont très peu
nutritifs, mais ils sont nécessaires au maintien de
la santé ; ils préviennent le scorbut.

Les uns, mucilagineux et salins, sont rafraîchissants et se recommandent aux personnes sanguines
ou sujettes à la constipation ; parmi ces légumes,
les plus fréquemment employés sont : les épi-
nards, le céleri, la carotte, la laitue, la chicorée et
l'endive. Ne pas abuser du melon et du concombre,
qui se digèrent avec quelque difficulté.

Les autres, fortement acides (oseille, tomate,
safran, ail, oignon, échalotes, etc.), servent surtout de condiments ; ils sont lourds et plusieurs ont
une odeur désagréable et persistante. Les personnes menacées du diabète, de la dyspepsie ou
de la gravelle feront bien de n'user de ces substances qu'avec la plus extrême modération. —

Se méfier des légumes conservés : afin qu'ils restent verts, on les traite par le sulfate de cuivre, et les boîtes qui les renferment sont soudées avec du plomb.

Les légumes riches en albumine végétale et en azote ont des propriétés diverses : le chou est lourd à digérer, et il en est de même de la choucroute ; le cresson convient aux tempéraments lymphatiques ; les asperges sont diurétiques.

Les champignons sont très nourrissants ; par malheur, il y a souvent à redouter qu'ils ne soient toxiques. Seuls, les champignons de couche offrent une sécurité absolue ; pour ce qui est des autres, il n'existe pas de moyen certain de s'assurer d'avance qu'ils sont inoffensifs.

La truffe est un aliment aussi sain qu'agréable. Prise avec modération, dit Brillat-Savarin « elle passe comme une lettre à la poste. » Le fameux gastronome ajoute avec raison : « Si certains convives sont indisposés à la suite d'un grand repas où, entre autres choses, on a mangé des truffes, c'est qu'ils se sont bourrés comme des canons au premier service, et se crèvent au second pour ne pas laisser passer, sans y toucher, les bonnes choses qui leur sont offertes ; et l'on peut assurer que ces convives seraient encore plus malades, si, au lieu de truffes, ils avaient, en pareilles circonstances, avalé la même quantité de pommes de terre. »

Quant aux vertus érotiques du savoureux crypto-
game, elles sont au moins douteuses.

Les fruits sont si peu nutritifs qu'ils peuvent à
peine être considérés comme aliments. Ils font
partie de cette catégorie de friandises dont on dit
qu'elles se mangent sans faim. Toutefois, un
grand nombre d'entre eux rendent de réels services
en ranimant l'action des organes gastro-intesti-
naux affaiblis ; plusieurs sont employés contre la
goutte, le diabète et l'obésité ; et tous se recommandent aux personnes fortes ou d'habitudes sédentaires, à quiconque souffre du foie ou est sujet
à la constipation.

CHAPITRE V

Sous cette désignation nous comprenons les œufs, le chocolat, le lait et ses succédanés.

Les œufs de beaucoup d'animaux servent à notre alimentation ; il ne sera question ici que des œufs de poule, les seuls qui soient d'un usage constant.

Un œuf de poule est composé de :

Cendres.................	1 pour 100.	
Albumine...............	14	—
Graisse.................	10	—
Eau	75	—

Nutritifs, agréables au goût, vite cuits, se prêtant à toutes sortes de préparations, les œufs constituent un aliment dont on ne saurait dire trop de bien. Ils ont, par ce temps de falsifications, le sérieux avantage de ne pouvoir être l'objet d'aucune fraude; tout ce que les marchands essaient est de vendre de vieux œufs comme œufs frais. On reconnaîtra qu'un œuf est frais au moyen d'une dissolution de 10 grammes de sel dans 100 grammes d'eau; plongé dans cette dissolution, l'œuf frais restera au fond du vase, l'œuf ancien surnagera.

L'œuf se digère d'autant plus facilement qu'il est moins cuit, parce que son albumine est moins coagulée; le pain, à la fois sucré et féculent, en accélère encore la digestion.

Le meilleur moyen de conserver les œufs consiste à les plonger dans de l'eau de chaux et à les garder à la cave. (Lacassagne.)

Le chocolat est le mélange qui résulte de l'amande du cacao grillée avec du sucre et de la cannelle; on le parfume ordinairement avec de la vanille. Comme il est riche en graisse et en matière azotée, il est très nourrissant; mais il est aussi très échauffant et ne convient guère aux personnes qui ont des tendances à la constipation. On l'emploie volontiers comme fortifiant dans les cas de maladie ou de convalescence.

Brillat-Savarin, qui, pour être gourmet, n'en entendait pas moins l'hygiène, fait un éloge pompeux du chocolat. « Que tout homme, dit-il, qui aura bu quelques traits de trop à la coupe de la vo-

lupté; que tout homme qui aura passé à travailler
une portion notable du temps que l'on doit passer
à dormir; que tout homme d'esprit qui se sentira
temporairement devenir bête; que tout homme qui
trouvera l'air humide, le temps long et l'atmosphère difficile à porter; que tout homme qui sera
tourmenté d'une idée fixe qui lui ôte la liberté de
penser; que tous ceux-là, disons-nous, s'administrent un bon demi-litre de chocolat ambré, à
raison de soixante à soixante-douze grains d'ambre
par demi-kilogramme, et ils verront merveilles. »
(*Physiologie du goût.*)

Le bon lait est un des aliments les plus précieux
dont nous disposions. Il contient de l'eau, du sucre,
du beurre, de la caséine et des sels.

Le lait de chèvre est le plus dense; il est très
riche en beurre et en caséine. Le lait d'ânesse est
celui qui renferme le plus de sucre.

Paris consomme à lui seul plus de 250,000 litres
de lait par jour; malheureusement ce lait est,
presque sans exception, mouillé, sinon fraudé.
Voici ce que dit à ce sujet M. Léon Colin : « Le fer-
mier prélève d'abord la crème formée sur la traite
de la veille; l'opération se continue par les soins
du collectionneur, vulgairement le *ramasseur*, qui
va chercher le lait à la campagne; dès ce moment,
il est déjà fait, souvent, une première addition d'eau

ou de petit-lait. Le laitier qui reçoit à la ville les arrivages de la campagne fait un mouillage pour son compte, et les débitants, propriétaires de crémeries où l'on consomme sur place, continuent la série des manipulations. On pourrait ajouter à cela l'opération particulière des garçons laitiers. Le lait, on le sait, voyage la nuit et arrive à Paris vers deux ou trois heures du matin; il est reçu en gare par les voitures des diverses compagnies. C'est alors que les garçons laitiers, après avoir reçu livraison de leur marchandise, décachètent les bidons à lait et transvasent le lait dans des pots qui contiennent de l'eau. Ces bidons sont préparés d'avance. En général, les voitures de laitier contiennent plusieurs bidons remplis d'eau destinée, *dit-on*, à équilibrer la charge de la voiture ou à faire boire le cheval. Le lait est donc refroidi, écrémé, chauffé, mouillé, transvasé cinq à six fois au moins avant d'être bu ». (*Paris, sa topographie, son hygiène.*)

M. Léon Colin ne dit pas tout; la sophistication va beaucoup plus loin. Les marchands laitiers ajoutent au lait de l'amidon, de la dextrine, du plâtre et de la cervelle d'animaux. Pis encore, du rocou dissous dans de l'urine. C'est incroyable, et cependant c'est vrai; on l'a constaté *officiellement*.

Malheureusement, il est bien difficile, sinon impossible, de prévenir ces fraudes; il faudrait pour

5.

cela, de la part des autorités, une minutieuse surveillance qui n'existe pas ; et même rien ne prouve
que le contrôle le plus rigoureux empêcherait les
sophistications. C'est triste à dire, mais à Paris le
lait pur est un mythe.

Mais, répondrez-vous, est-il donc aussi falsifié,
le lait que l'on achète dans des bouteilles cachetées
et que l'on paie un prix double du prix ordinaire ?
— Hélas ! oui, presque toujours ; la cupidité des
porteurs et celle des marchands ont trouvé le
moyen de décacheter ces bouteilles et de les reca-
cheter ensuite sans qu'il reste aucune trace appa-
rente de cet acte malhonnête.

Que si, pour ne pas être trompé, vous allez vous-
même à l'étable et faites traire une vache devant
vous, il n'est pas encore certain que vous ayez du
lait irréprochable. D'abord, vous devrez surveiller
le garçon laitier, expert en matière de fourberie et
qui profitera de la moindre inattention pour en
arriver à ses fins. Puis, « il est un mode de mouillage d'une exécution particulière, révélant une
fois de plus jusqu'où peut pénétrer le génie
inventif des falsificateurs, puisque c'est dans le
corps de la vache elle-même que se réalise cette
adultération du lait. Pour le faire, il suffit d'activer la lactation au moyen d'un régime spécial peu
dispendieux, comme la drèche (résidu de l'orge
fermentée) ; le résultat est un liquide aqueux, à

peine nutritif, tout aussi dangereux que le lait
artificiellement mouillé. » (Léon Colin).

La conclusion à tirer de tout ce qui précède, c'est
qu'à Paris et dans les grandes villes qui suivent
son exemple, on ne saurait trop s'entourer de précautions dans le choix de son laitier. Il faut espérer
qu'il existe encore, çà et là, quelques nourrisseurs
en qui on peut avoir confiance ; les découvrir, tel
est le problème. En attendant qu'il soit résolu, on
fera peut-être bien d'employer le lait concentré
(*Swiss milk*), qui, soumis à l'analyse, donne des résultats satisfaisants et ne risque pas de communiquer des germes de maladies.

Le lait pur, — celui que l'on peut se procurer à
la campagne, — est un fortifiant incapable de produire le moindre trouble dans l'organisme ; très
facilement assimilable, il nourrit sans fatigue.

La question de savoir si le lait mélangé avec du
café est sain ou malsain a été fort discutée, — *et
adhuc sub judice lis est*. Pour arriver à une conclusion, il faudrait sans doute pouvoir tenir compte
des tempéraments ; le café convient à certaines
personnes et ne convient pas à d'autres. En principe, et d'une manière générale, il ne paraît pas
que le café au lait soit anti-hygiénique ; s'il l'est
dans certains cas, c'est probablement parce que le
breuvage est vicié par des sophistications.

Le petit-lait, résidu de la fabrication du beurre

et du fromage, n'est guère employé qu'en médecine ; il rend des services comme purgatif et rafraîchissant.

Les succédanés du lait sont le beurre et le fromage.

Le beurre contient 98 pour 100 de graisse. Plus il est jaune, meilleur il est ; mais pour lui donner cette coloration, les fabricants se servent souvent de curcuma ou de carottes ; heureux même, lorsqu'ils s'en tiennent à ces additions inoffensives, et n'emploient pas du jaune de chrome, qui est un toxique.

Un beurre bien préparé ne doit pas laisser s'échapper des gouttelettes blanches de petit-lait ; dans ce cas, il rancit très rapidement.

Il faut se garder de faire usage de beurre vicié par l'addition de margarine ; le beurre pur fond à une température de 36°, le beurre mélangé de margarine ne fond qu'à une température beaucoup plus élevée.

Les fromages sont maigres, demi-gras ou gras, suivant que le lait affecté à leur préparation a été écrémé, laissé tel quel ou additionné de graisse. Tous constituent un dessert ou une collation recommandable. Frais, ils sont nutritifs et se digèrent aisément ; salés et fermentés, ils conviennent surtout aux dyspeptiques. Il faut, toutefois, se défier des fromages *faisandés ;* leur goût, si apprécié de certaines personnes, tient à des décompositions organiques.

Les fromages sont parfois fraudés avec des pommes de terre mondées de leur pellicule, et même avec de la fécule. Cette sophistication sera décelée en faisant bouillir dans l'eau une petite quantité de fromage et en traitant la solution par la teinture d'iode; la présence ou l'absence de coloration bleue indiquera si le fromage contient ou non de la pomme de terre ou de la fécule.

CHAPITRE VI

LES BOISSONS

Les boissons se divisent en trois grandes classes :

1° Boissons aqueuses ;

2° Boissons fermentées ;

3° Boissons aromatiques.

I. — *Boissons aqueuses.*

Ces boissons comprennent l'eau et les solutions ou infusions légères dont la partie aqueuse constitue la base. Elles ont surtout pour objet de satisfaire la soif et d'aider à la digestion en étendant les principes alimentaires. A cette classe appartiennent les sirops que l'on boit très étendus d'eau.

II. — *Boissons fermentées.*

Sous une forme ou sous une autre, les boissons ·mentées, ou alcooliques, sont entrées depuis s siècles dans l'alimentation de l'espèce hu- aine. Prises à dose modérée, ces boissons sem- ent ne pas troubler le jeu des organes et ne pas réger sensiblement la durée de la vie ; il faut pendant reconnaître qu'en général les individus i se privent complétement de liqueurs fermen- es (les *teetotallers* anglais, par exemple) jouissent ine santé plus robuste que les consommateurs lcool. On pourrait ajouter que les tables de ortalité dressées par les compagnies d'assurances glaises accordent une vie plus longue à ceux de urs clients qui s'abstiennent de boissons alcoo- ques.

Le froid est-il combattu par les alcools ? Sur ce int, la réponse de tous les auteurs est absolu- ent négative. Les voyageurs qui ont abordé les gions circumpolaires sont tous d'accord pour dé- arer que l'alcool, le vin et la bière ont une action ttement défavorable par les grands froids, et que xcitation passagère qu'ils procurent est prompte- ent suivie par une dépression très marquée. 'armée russe ne fait pas usage d'alcooliques en mps de marche par les grands froids. Les guides, dans les Alpes suisses et à Chamonix, se prononcent à l'unanimité contre l'emploi des liqueurs fortes pendant leurs courses d'hiver. Enfin, les baigneurs de Dieppe, qui ont à passer de longues heures dans l'eau, ont également constaté que l'alcool leur est très nuisible.

La chaleur peut-elle, au contraire, être utilement combattue par les liqueurs fortes ? C'est l'inverse qui est vrai. L'expérience des chirurgiens anglais dans les Indes établit que le soldat européen marche et travaille d'autant mieux, par les grandes chaleurs, qu'il a moins fait usage de liqueurs fortes.

Le travail physique est-il facilité par l'alcool? Non, assurément. A petite dose, l'alcool n'a aucun effet ; mais, pris en quantité supérieure à 100 grammes environ, il diminue notablement la capacité pour le travail. Du reste, les ouvriers savent bien qu'ils devraient s'abstenir de liqueurs fermentées ; et, pendant leur entraînement, les pugilistes anglais n'en boivent pas une goutte.

Toutefois, il ne faut pas être trop à cheval sur les principes et leur attribuer un degré de généralité qu'ils n'ont pas. Proscrire les alcools de l'alimentation serait aussi absurde qu'impossible ; pour ne considérer que la question hygiénique, il est démontré qu'une faible quantité d'alcool, 30 grammes environ, relève les forces chez un homme fatigué, surtout lorsqu'on y mêle un peu de nourriture solide. On peut ajouter que les boissons fermentées réussissent à certains tempéraments nerveux, délicats, délibités par un travail excessif.

Le cognac, l'eau-de-vie et le rhum sont tolérables à la fin d'un repas; il vaudrait sans doute mieux s'en abstenir, mais l'hygiéniste le plus sévère consentira à fermer les yeux sur cette légère infraction à ses décrets. On proscrira les eaux-de-vie de marc, de poiré et de cidre; et l'on évitera autant que possible de boire des liqueurs fabriquées avec des noyaux de fruits, qui contiennent presque tous de l'acide prussique.

L'absinthe et le bitter sont tout simplement des poisons.

Le vin contient de l'alcool, de la glycérine, des acides libres, du sucre, du tannin, des tartrates alcalins, des matières colorantes, des chlorures, sulfates et phosphates, enfin certains éthers dont l'ensemble forme le bouquet.

M. Bouchardat a classé les vins comme il suit :

I. — *Vins dans lesquels dominent les **principes du
vin**.*

			Alcool.
	Vins secs : Madère..........	25	» ⁰/₀
	— Marsala..........	23	»
A. *Alcooliques.*	Vins sucrés : Malaga........	16	»
	— Lunel..........	14	»
	Vins de paille : Ermitage.....	11	»
B. *Astringents.*	Avec bouquet : Ermitage.....	12	»
	Sans bouquet : Cahors.......	11	»
C. *Acides.....*	Avec bouquet : Johannisberg.	16	»
	Sans bouquet : Argenteuil....	14	»
D. *Mousseux...*	Champagne...............	11.60	
	Saint-Peray...............	10.80	

II. — *Vins mixtes ou complets.*

		Alcool.
	Bourgogne : Clos Vougeot...	15 ⁰/₀
A. *Avec bouquet...*	Médoc : Sauterne........	15
	Midi : Saint-Georges......	15
B. *Sans bouquet...*	Bordeaux et Bourgogne....	12
	Ordinaire...............	12

Le vin excite le tube digestif et les centres nerveux ; par les sels qu'il contient (4 à 5 grammes
par litre), il contribue à réparer les pertes de l'organisme. D'une manière générale, les vins rouges

sont préférables aux vins blancs, et les vieux vins aux jeunes vins. Les bordeaux conviennent aux malades et aux convalescents ; les bourgognes sont chauds et stimulants.

Le vin peut être pris mélangé avec de l'eau pure ou avec de l'eau minérale.

L'eau rougie est, sans doute, une boisson saine et agréable, mais à la condition qu'elle ait été préparée au moment même du repas. En effet, l'eau et le vin, mêlés longtemps d'avance, donnent un breuvage insipide et plat, qui ne conserve de toutes les qualités du vin qu'une saveur légèrement aigrelette. C'est l'*abondance* des collèges.

Les falsifications du vin sont très nombreuses. Certaines d'entre elles, comme l'addition d'eau, sont inoffensives ; d'autres, au contraire, comme l'addition d'alun, de sels de cuivre ou de plomb, sont éminemment nuisibles à la santé.

On cherche souvent à colorer le vin par des procédés artificiels. Tant que les substances organiques employées à cet effet ne seront que du bois de campêche, des fruits ou des feuilles rouges, la santé n'en souffrira pas ; mais il n'en sera pas de même si l'on s'est servi de la fuchsine.

La bière est une liqueur fermentée qui renferme de l'orge, du houblon, de l'avoine, des substances amères et résineuses. Elle agit par son alcool; mais, de plus, les principes amers et aromatiques qu'elle contient ont une action tonique marquée, et les 50 grammes environ de substances diverses répandues dans un litre de ce liquide constituent un aliment réel.

La petite bière est principalement consommée par les personnes qui adoptent cette boisson par économie et la substituent au vin; elle est à la bière forte ce que la piquette est au vin.

Les proportions d'alcool que renferment les diverses bières pour 100 parties de leur volume sont les suivantes :

Ale....... (Burton	8.2 °₀
(Édimbourg..........	5.7
Porter de Londres.......	4 »
Petite bière de Londres.	1.2
Bière de Strasbourg.............	4.5
Bière du Nord	3 »
Bière double de Paris.......	2.4
Petite bière de Paris....	1 »
Bière Salvator de Munich	6 »
Bière de Vienne..................	4.3
Bière blanche de Berlin	1.9
Faro de Bruxelles..............	4.9

La bière de bonne qualité apaise la soif; elle convient aux personnes nerveuses ou dyspeptiques, porte aux urines. Prise en excès, elle provo-

que l'embonpoint, et même l'obésité, généralement accompagnée de néphrites.

Tout le monde sait que la plupart des bières sont
falsifiées ; il est des produits, vendus sous le nom
de bière, qui ne renferment pas le moindre extrait
de houblon. Cet extrait est remplacé soit par une
décoction de buis, soit par du jus de réglisse ;
c'est inoffensif, mais ce n'en est pas moins de la
fraude.

Par exemple, il faut s'insurger quand il s'agit de
bières salicylées. En 1886, la presse française a
mené une vigoureuse campagne contre ces bières
et la faculté de médecine elle-même s'est émue.
Mais où sont les neiges d'antan? Les mesures
prises alors pour enrayer un mal incontestable
sont tombées en désuétude ; on oublie vite à Paris.

L'acide salicylique est employé dans la bière
comme anti-fermentescible ; or, cet acide est absolument nuisible à la santé. Chargé d'adresser
un rapport sur ce sujet à l'Académie de médecine,
le docteur Leven a fait adopter, le 25 janvier 1887,
les deux conclusions suivantes :

1° Il est établi que des doses, faibles mais journalières, d'acide salicylique peuvent déterminer
des accidents graves, en certaines circonstances,
chez les personnes que l'âge, et spécialement les
altérations de la fonction rénale, rendent plus
impressionnables ;

2° L'addition, même à faible dose, de l'acide salicylique ou de ses dérivés aux aliments ou aux boissons ne saurait être autorisée.

Cette seconde conclusion comporte un règlement bien net. Vous croyez peut-être qu'il a été appliqué? Ah bien, oui... Va-t'en voir s'ils viennent, Jean!

Le cidre et le poiré s'obtiennent par la fermentation du jus des pommes et des poires fraîches. Ce sont des boissons médiocres, très laxatives, et dénuées de toute qualité nutritive.

La litharge et la céruse — deux poisons — sont quelquefois ajoutées à ces breuvages pour en corriger l'acidité. De plus, il arrive souvent qu'on les clarifie au moyen d'une mixture plombique; de nombreux cas d'empoisonnement ont été causés par cette pratique.

Le café et le thé se ressemblent beaucoup, sinon comme goût, au moins par leurs propriétés. Tous les deux sont excitants et digestifs, agissent sur le système nerveux et accélèrent les battements du cœur; ce sont des agents antidéperditeurs. Ils contiennent de la caféine à dose égale.

Autant le café et le thé sont recommandables quand on en fait un usage modéré, autant il faut conseiller de ne pas en abuser. Pris en petite quantité, ils sont anti-soporifiques et favorisent l'exercice des fonctions intellectuelles ; mais si l'on dépasse la limite, ils provoquent des palpitations, des troubles de la vue et de l'ouïe et même du délire.

Le café pilé est beaucoup plus aromatique que le café moulu.

CHAPITRE VII

L'OBÉSITÉ ET LA MAIGREUR

L'obésité a plusieurs causes.

La première de ces causes est la disposition naturelle de l'individu. « Presque tous les hommes, dit Brillat-Savarin, naissent avec certaines prédispositions dont leur physionomie porte l'empreinte : sur 100 personnes qui meurent de la poitrine, 90 ont les cheveux bruns, le visage long et le nez pointu ; sur 100 obèses, 90 ont le visage court, les yeux ronds et le nez obtus. »

Le seconde cause est dans l'usage exagéré des farines et des fécules, la troisième dans l'abus de la bière, la quatrième dans l'excès de sommeil.

Espérer qu'on se débarrassera d'une obésité gênante par des remèdes empiriques, c'est se leurrer : du moins, on n'obtiendra pas ce résultat sans s'abîmer la santé. En pareil cas, il n'y a qu'une chose à faire : se soumettre à un régime sévère.

Au point de vue de l'alimentation, on substituera le pain de seigle au pain de blé ; on ne mangera que de la soupe maigre, sans pain, ni pâtes, ni purée ; on s'abstiendra de féculents et de corps gras, de sucre et de fruits sucrés, de chocolat et de bonbons ; on se privera de canard, d'oie et de saumon ; on fera honneur au bœuf et au mouton rôtis ou grillés ; — on boira peu, et l'on proscrira bière, cidre, champagne, lait et eaux gazeuses. Le thé et le vin blanc seront les deux boissons accoutumées. On se lèvera de table ayant faim. A aucun prix on ne soupera.

On ne dormira que sept heures par nuit, au maximum ; et ce devra être sur un lit dur.

On prendra beaucoup d'exercice, surtout le matin, à jeun : gymnastique, natation, escrime, équitation, canotage, promenades à pied ou à cheval.

On aura recours au massage et aux bains d'air comprimé. Pas de bains chauds.

On ne se laissera aller, sous aucun prétexte, à combattre l'obésité par les acides, — et, en particulier, par le vinaigre. Ce serait vouloir ruiner sa santé.

Enfin, d'après Brillat-Savarin, « tout régime anti-obésique doit être accompagné d'une précaution qui consiste à porter jour et nuit une ceinture

qui contienne le ventre, en le serrant modérément. »

Les médecins sont muets sur l'opportunité et
l'efficacité de cette ceinture ; ce qui paraît certain,
c'est que si elle n'a pas les effets que l'on en espère, elle ne peut pas non plus avoir des effets
fâcheux. Laissons à Brillat-Savarin le soin de
plaider *pro... domo suâ.*

« Pour bien sentir la nécessité de cette ceinture, dit-il, il faut considérer que la colonne ver-
tébrale, qui forme une des parois de la caisse in-
testinale, est ferme et flexible ; d'où il suit que
tout l'excédent de poids que les intestins acquiè-
rent au moment où l'obésité les fait dévier de la
ligne verticale s'appuie sur les diverses enve-
loppes qui composent la peau du ventre ; et celles-
ci, pouvant se distendre presque indéfiniment,
pourraient bien n'avoir pas assez de ressort pour
se retraire quand cet effort diminue, si l'on ne
leur donnait pas un aide mécanique qui, ayant son
point d'appui sur la colonne dorsale elle-même,
devînt son antagoniste et rétablît l'équilibre. Ainsi,
cette ceinture produit le double effet d'empêcher
le ventre de céder ultérieurement au poids actuel
des intestins et de lui donner la force nécessaire
pour se rétrécir quand ce poids diminue. On ne
doit jamais la quitter ; autrement le bien produit
pendant le jour serait détruit par l'abandon de la

nuit ; mais elle est peu gênante, et on s'y accoutume bien vite.

« La ceinture, qui sert aussi de moniteur pour
indiquer que l'on est suffisamment repu, doit être
faite avec quelque soin ; sa pression doit être à la
fois modérée et toujours la même, c'est-à-dire
qu'elle doit être faite de manière à se resserrer à
mesure que l'embonpoint diminue. »

Ce qui tendrait à établir que cette ceinture est
recommandable, c'est que Brillat-Savarin lui-
même s'en servit et qu'il s'en trouva bien.

C'est une maxime générale que tout ce qui
mange peut s'engraisser, — pourvu, bien entendu,
que l'on n'ait pas à combattre, en même temps que
la maigreur, un état maladif.

Pour les hommes, la maigreur n'est pas un
désavantage réel ; ils n'en ont pas moins de vigueur et sont beaucoup plus dispos. Mais elle est
un malheur — ou du moins considérée telle — par
les femmes, qui, coquettes par nature, veulent
être, avant tout, belles et gracieuses. (N. B. — Ceci,
madame, n'est pas une critique, mais une simple
constatation.) C'est donc surtout à l'intention des
dames que nous donnons les conseils qui suivent.

En général, les gens maigres sont très nerveux ;
ils se nourrissent mal, et le moral, chez eux, nuit
au physique.

De là, deux régimes pour combattre la maigreur : l'un, moral ; l'autre, physique.

Au moral, il faut éviter tout ce qui peut causer au cerveau une fatigue : le surmenage, le jeu et les passions.

Au physique, il faut une alimentation substantielle et abondante, — des viandes, de la crème, du chocolat, des œufs, du poisson, du pâté de foie gras, des féculents. On boira de la bière et du vin vieux coupé d'eau de la Bourboule 'ou de Vals-Saint-Louis. On prendra de l'huile de foie de morue.

La farine d'avoine cuite dans du lait est excellente ; il en est de même du pain fabriqué avec de l'eau de mer.

On pourra aussi faire usage de tartines au beurre de Trousseau. Ce beurre se compose de :

Beurre frais..................	125 grammes
Iodure de potassium pulvérisé...	5 centigr.
Bromure de potassium pulvérisé..	2 —
Chlorure de sodium pulvérisé....	2 grammes

Enfin, on prendra des bains chauds, on se couchera de bonne heure et l'on dormira le plus longtemps possible ; pendant l'été, on mangera beaucoup de raisin.

NOTES

APHORISMES RELATIFS AUX REPAS

On digère autant avec ses jambes qu'avec son estomac.

L'animal se repaît, l'homme mange, l'homme d'esprit seul sait manger.

. Dans la quantité des aliments qui figurent sur les tables bien servies, il y a trois parts à faire : la première, pour la réparation de nos forces; la seconde, pour la satisfaction de notre palais; la troisième, pour la préparation des maladies à venir.

Il en est d'un corps que l'on gorge d'une quantité surabondante d'aliments comme d'un grenier dans lequel on accumule les victuailles : les maladies pullulent dans l'un et les rats dans l'autre.

Brillat-Savarin a dit : « N'est pas gourmand qui veut. » Il aurait pu ajouter : « N'est pas sobre qui peut. »

Modicus cibi, medicus sibi. — Jeu de mots latin, qui signifie : Se mesurer la nourriture, c'est être son propre médecin.

Qui mange beaucoup vit peu.

Ce qu'on laisse d'un dîner est plus profitable à la santé que ce que l'on en a pris.

6.

PETIT DICTIONNAIRE HYGIÉNIQUE DES ALIMENTS

A

Abricot. — Mùr, il est adoucissant et relâchant. Dérange les personnes atteintes d'irritation chronique des intestins. Convient aux personnes nerveuses et sujettes à l'échauffement. Mangé à jeun, il est laxatif.

Absinthe. — Poison.

Agneau. — Sa chair est peu réparatrice ; elle ne convient pas aux vieillards.

Ail. — Excite la digestion ; est vermifuge, fébrifuge, antiseptique et antispasmodique.

Alicante (vin d'). — Échauffe et stimule les estomacs paresseux.

Alose. — Poisson un peu lourd.

Alouette. — Aliment léger et substantiel.

Amande. — Les amandes nourrissent beaucoup, mais chargent l'estomac.

Ananas. — Fruit très rafraîchissant, grâce à un mucilage sucré mêlé à une grande quantité d'acide citrique.

Anchois. — Ne conviennent pas aux estomacs délicats et aux tempéraments irritables.

Andouille. — Mets très indigeste; gagne à être servi avec des légumes cuits à l'eau.

Anguille. — Ne convient pas aux estomacs faibles et irritables.

Arrow-root. — L'une des meilleures fécules, éminemment douce, saine et réparatrice.

Artichaut. — Cru, il ne convient pas aux personnes d'habitudes sédentaires ou dont l'estomac est peu robuste; cuit, il est très légèrement stimulant.

Asperge. — Mets assez nourrissant. Doit être proscrit par les personnes atteintes d'irritation chronique des intestins, qu'il débilite et courbature.

Aubergine. — Constitue un aliment doux et rafraîchissant, très peu réparateur.

B

Banane. — Mets sain et agréable, convenant à tout le monde.

Barbeau. — Poisson stimulant moyennement et peu substantiel; ses œufs ont des propriétés purgatives et vomitives dont il faut se méfier.

Barbe de Capucin. — Chicorée très nourrissante; on devra se l'interdire dans les cas d'irritabilité des organes de la digestion.

Barbue. — Poisson dont la chair, très délicate, nourrit bien et excite la calorification.

Bavaroise. — Un des aliments qui trompent le mieux la faim et permettent de supporter une longue diète.

Bécasse. — Chair stimulante et réparatrice, mais lourde à digérer; ne convient ni aux estomacs délicats ni aux personnes sédentaires.

Bécassine. — Chair chaude, stimulante et facile à digérer.

Becfigue. — Excite et réchauffe les estomacs délicats mieux que tout autre aliment.

Beignet. — Mets très indigeste.

Betterave. — Favorise la constipation.

Beurre. — Mangé seul, il émousse l'appétit, relâche le ventre et cause des nausées.

Bière. — Convient particulièrement aux personnes maigres et aux tempéraments chauds et irritables.

Biscuit. — Nourrissant et facile à digérer.

Bisque. — Potage très nourrissant, très échauffant et très excitant; la digestion en est laborieuse.

Blanc-manger. — Friandise très indigeste.

Bonbon. — Sucrerie dont le moindre défaut est de dégoûter de l'alimentation ordinaire; il convient de s'en priver et surtout d'en priver les enfants.

Bonite. — Poisson qui se digère difficilement.

Bonitot. — Poisson facile à digérer.

Boudin. — Aliment lourd et indigeste, dont les estomacs délicats feront bien de se méfier. — Le boudin blanc se digère aisément.

Bouilli. — Nourriture très saine, moyennement réconfortante et facile à digérer.

Bouillon. — Dépend de la nature de la viande avec laquelle il est fait. Le bouillon de bœuf nourrit, échauffe et stimule.

Brandade. — Mélange de morue pilée, d'ail et d'huile. Mets très échauffant et très lourd.

Brème. — Poisson facile à digérer; le frai en est malsain.

Brioche. — Pâtisserie indigeste; provoque des aigreurs.

Brochet. — La chair se digère facilement; mais

les œufs sont très indigestes et produisent des nausées.

Brugnon. — Pêche à peau non velue, plus facile à digérer que les pêches ordinaires.

C

Cabillaud. — Morue fraîche de facile digestion.

Cacao. — Mangée seule, l'amande de cacao est lourde et incrassante.

Cachou. — Résine très astringente; favorise l'appétit, relève les forces, facilite la digestion.

Café. — Stimule, aide la digestion, combat la diarrhée, excite la transpiration.

Caille. — Chair délicate, facile à digérer. C'est un préjugé de croire qu'elle favorise le développement du sein de la femme.

Caillé. — Aliment rafraîchissant et peu réparateur. Lâche le ventre. Ne convient ni aux vieillards, ni aux tempéraments bilieux, ni aux intestins irritables.

Canard. — Chair lourde et indigeste, chaude, stimulante et incrassante.

Cannelle. — Écorce stimulante, tonique et astringente.

Câpre. — Bouton du câprier; stimule l'appétit, mais se digère péniblement.

Capucine. — Le bouton de la capucine est un excitant qui se digère malaisément.

Carde. — Aliment sain, mais peu réparateur.

Cardon. — Inoffensif, mais nourrit peu.

Carotte. — Aliment salubre, qui se digère bien, mais ne répare guère. Les diabétiques devront s'en abstenir. En vieillissant, la carotte durcit et devient indigeste. Une bonne carotte se casse nettement par le milieu quand on essaie de la plier.

Carpe. — Nourriture saine et légère; les œufs sont indigestes.

Carrelet. — Poisson de mer facile à digérer; chair légère et chaude.

Carvi. — La semence du carvi est le condiment ordinaire de la choucroute; elle est stomachique, mais très échauffante.

Cassave. — Gâteau fabriqué avec la fécule extraite de la racine du manioc; il est agréable, doux et substantiel.

Cassis. — Liqueur délicate, stomachique, digestive et diurétique.

Caviar. — Œufs marinés de l'esturgeon; mets très nourrissant.

Céleri. — Cru, il est d'une digestion difficile; cuit, il est facile à digérer. C'est un aliment peu nourrissant.

Cerfeuil. — Diurétique et dépuratif.

Cerise. — Fruit de digestion facile, rafraîchis-

sant et légèrement laxatif. Les gastralgiques
s'abstiendront de cerises aigres, les dyspeptiques
de cerises douces. Il faut se garder d'avaler les
noyaux, qui peuvent causer des obstructions intestinales. — Le sirop de cerises et la tisane de
queues de cerises sont diurétiques.

Cerneau. — Noix verte, moins indigeste que la
noix sèche.

Cervelas. — Aliment chaud très indigeste.

Cervelle.—De quelque animal qu'elle provienne,
elle est difficile à digérer, empâte et diminue l'appétit.

Champignons. — Il n'existe aucun caractère absolument certain pour reconnaître les champignons comestibles des champignons vénéneux ;
aussi est-il prudent de ne manger que les champignons franchement reconnus et proclamés comestibles, ceux dont la vente est seule autorisée
sur nos marchés. — Le champignon de couche est
très reconnaissable à son chapeau épais, d'un
blanc grisâtre, aux lamelles rosées qui sont au-
dessous, à son pédicule blanc et charnu, pourvu
d'un anneau. Lorsque le champignon est vieux,
les lamelles perdent leur couleur rosée et prennent
une teinte brune qui doit les faire rejeter comme
suspects. — L'agaric bulbeux, cause de nombreux cas d'empoisonnement, a des caractères
spéciaux qui aident à le reconnaître : d'une odeur

nauséabonde, il a un chapeau verruqueux, visqueux, luisant, non strié sur les bords; sa peau adhère fortement à la chair, qui est peu épaisse, ferme et blanche; ses lamelles sont blanches; son pédicule est cylindrique, renflé à la base, pourvu d'un anneau blanc ou jaune, large, à bords entiers et réguliers. — La chanterelle est facile à reconnaître à son chapeau charnu, d'un beau jaune doré, en forme d'entonnoir, dont la face inférieure présente des nervures plusieurs fois bifurquées. — La morille a un chapeau ovale, d'une couleur brunâtre et cendrée, percé d'alvéoles qui le font ressembler à un gâteau de miel; elle n'a pas de lamelles, et son pédicule, uni, épais et blanchâtre, adhère au chapeau. — L'oronge vénéneuse se distingue de l'oronge comestible par son odeur désagréable et sa saveur salée, un chapeau visqueux, moucheté de petites peaux blanches et écailleuses, des lamelles, et un pédicule blanc, bulbeux à sa base. — Les cèpes vénéneux sont : le cèpe pernicieux, dont le foin est rouge, et dont la chair, molle et jaunâtre, devient rapidement bleue, verte, et enfin noirâtre, en répandant une odeur nauséabonde quand on le coupe; le cèpe cuivré, dont le foin est jaune; le cèpe chicotin, dont le foin est blanc et dont la chair devient rose à la cassure ; le cèpe indigotier, dont le foin est blanc et dont la chair devient bleue à la cassure. — Les cham-

pignons sont excessivement nourrissants, mais indigestes ; il faut les manger très frais et bien cuits.
Ils ne conviennent ni aux convalescents, ni aux
estomacs délabrés ou paresseux. — Dans un cas
d'empoisonnement par les champignons, la première chose à faire est de débarrasser les voies
digestives au moyen du mélange suivant :

Émétique	10 centigrammes
Sulfate de soude.......	15 grammes
Eau chaude...........	250 —

que l'on administrera en trois doses, à un quart
d'heure de distance. Pour favoriser les vomissements, on met le doigt dans le fond de la gorge
du malade, ou on lui titille le gosier avec les
barbes d'une plume. Si les champignons ont été
absorbés plusieurs heures avant que les vomissements aient été provoqués, on complétera le traitement en donnant 50 grammes d'huile de ricin.
S'il y a de la stupeur, on fera boire tous les quarts
d'heure une cuillerée à soupe de l'une des deux
potions suivantes :

1° Eau de tilleul..............	100 grammes
Sirop diacode..............	30 —
Cognac...................	40 —
2° Eau de tilleul..............	100 grammes
Sirop de capillaire..........	30 —
Teinture de cannelle........	10 —

Chapon. — La meilleure des viandes blanches, — délicate, douce, légère, éminement réparatrice.

Charlotte. — Friandise difficile à digérer.

Châtaigne. — Aliment très salubre et facile à digérer, mais médiocrement nutritif et produisant en abondance des gaz intestinaux. Le chocolat de châtaignes se recommande aux convalescents, aux personnes délicates et affaiblies.

Cheval (viande de). — Cette viande fait un excellent bouillon, mais le bouilli est un peu dur. Rôtie, elle est presque aussi bonne que la viande de bœuf; en « bœuf à la mode », elle ne laisse rien à désirer. La viande d'un cheval atteint de la morve ou du farcin est inoffensive.

Chèvre. — Chair dure et difficile à digérer.

Chevreau. — Chair peu substantielle.

Chevreuil. — Chair très nourrissante et d'une digestion facile, un peu lourde en civet ou en pâté; les convalescents, les dyspeptiques, et, en général, les personnes dont l'estomac est délicat, doivent manger le chevreuil peu faisandé, rôti ou grillé. L'usage immodéré de la viande de chevreuil peut déterminer de la chaleur à la peau et des dérangements dans les fonctions intestinales.

Chicorée. — Plante légèrement purgative. Crue, elle ne convient pas aux estomacs délicats.

Chocolat. — Aliment très nourrissant et très

réparateur ; il est thermogène. Beaucoup de personnes le digèrent mal.

Chou. — Aliment nutritif, mais d'une digestion difficile ; il ne convient qu'aux estomacs vigoureux. Le chou donne lieu à un grand dégagement de gaz intestinaux.

Choucroute. — Mêmes propriétés que le chou.

Chou-fleur. — Aliment doux, peu réparateur, se digérant mieux que le chou ordinaire.

Ciboule, ciboulette. — Indépendamment de l'odeur désagréable qu'elles donnent à l'haleine, ces plantes, auxquelles on attribue à tort la propriété d'exciter l'appétit, occasionnent souvent des maux de tête, échauffent, altèrent et rendent les digestions laborieuses.

Cidre. — Bien préparé et bien conservé, il constitue une boisson passable. Se digère assez facilement, mais n'est guère tonique et produit des effets laxatifs. Convient aux pléthoriques, mais ne vaut rien pour les gastralgiques, lymphatiques et anémiques.

Citron. — Le suc donne, mêlé avec de l'eau, une boisson très rafraîchissante, qui convient aux fiévreux, gastralgiques et dyspeptiques.

Citrouille. — Aliment doux et réparateur, convient aux estomacs robustes et aux tempéraments chauds.

Coing. — Fruit acidulé et astringent, facile à digérer.

Compote. — Cette préparation augmente la digestibilité de tous les fruits.

Concombre. — Très indigeste à l'état cru, il se digère plus facilement lorsqu'il est mangé cuit. Aliment très peu nutritif. Les graines de concombre, macérées dans de l'eau, constituent un purgatif très doux.

Condiments. — Ont trois effets principaux : 1° ils excitent l'appétit ; 2° ils excitent la sécrétion des sucs digestifs, 3° ils préviennent aussi les fermentations secondaires. Pris en excès, ils produisent de l'irritation et déterminent des phlegmaties ; ils engendrent souvent la constipation.

Confitures. — Aliment agréable, qu'il faut manger avec modération, à cause des effets constipants du sucre, et dont doivent s'abstenir complètement les diabétiques.

Congre ou **anguille de mer.** — Chair fade, huileuse et coriace, d'une digestion difficile et d'une valeur nutritive médiocre.

Courlis. — Doit être mangé jeune ; aliment délicat et de digestion facile.

Cornichon. — Mangés en petite quantité, les cornichons excitent l'appétit et stimulent les fonctions digestives. Leur abus irrite la muqueuse digestive et détermine de la gastralgie et de la dyspepsie.

Crabe. — Aliment chaud, mais lourd.

Crème. — La crème de lait, mangée seule, fatigue l'estomac et relâche le ventre. — Les crèmes servies en entremets sont de digestion facile.

Cresson. — C'est un stimulant et un stomachique avantageux ; à la longue, il est dépuratif.

Crevette. — Goût agréable, digestion difficile.

D

Datte. — Fruit tonique et astringent. Mangé en grande quantité, il empâte et charge l'estomac.

Dorade. — Goût agréable, digestion facile. Celle de Tunis est la meilleure.

Doucelle. — Poisson de la Méditerranée. Aliment chaud, moyennement réparateur, de facile digestion.

Dragée. — Friandise éminement indigeste.

E

Echalote. — Communique à l'haleine une mauvaise odeur, se digère difficilement, excite la soif. Ne convient ni aux femmes ni aux enfants, non plus qu'aux dyspeptiques et aux estomacs délicats.

Echaudé. — Pâtisserie très saine, très légère et très facile à digérer.

Ecrevisse. — Lourde à digérer, ne convient pas

aux personnes sujettes aux maladies de la peau. Produit quelquefois des difficultés de respiration.

Éperlan. — Aliment léger, moyennement subs-tantiel, facile à digérer.

Épinard. — Légume peu nourrissant, mais léger et de digestion facile. Purgatif faible. Il est imprudent d'acheter chez les crémiers des épin ards cuits et hâchés ; ils sont presque toujours falsifiés.

Escargot. — Chair lourde et indigeste, peu nutri-tive.

Estragon. — Condiment apéritif, stomachique et légèrement sudorifique.

Esturgeon. — Chair compacte et grasse, pesante et de digestion difficile.

F

Faisan. — Frais, il est chaud, léger, réparateur et facile à digérer. Attendu, il ne convient ni aux convalescents, ni aux dyspeptiques, ni aux gas-tralgiques.

Farineux. — Aliment nutritif, mais dont l'abus empâte. Ne convient pas aux estomacs délicats et aux diabétiques.

Fève. — Les semences, cuites ou crues, sont un aliment nourrissant, mais venteux et de digestion difficile. Elles rendent la respiration pénible, resserrent le ventre et peuvent produire des obstructions.

Figue. — Fruit nourrissant, adoucissant et laxatif.

Foie. — Le foie des oiseaux est léger et digestif ; le foie de mouton, celui de veau et de porc sont nourrissants, mais lourds.

Fraise. — Aliment rafraîchissant et diurétique. Les fraises se digèrent bien, à condition d'être saupoudrées de sucre et arrosées d'un peu de vin ou de kirsch. Mélangées avec du fromage à la crème, elles sont indigestes. Conviennent aux personnes pléthoriques, bilieuses et goutteuses ; les diabétiques doivent s'en abstenir absolument.

Fraise de veau. — Nourriture onctueuse, douce et réparatrice, mais difficile à digérer.

Framboise. — Fruit rafraîchissant, laxatif et diurétique. Peut produire, si l'on en abuse, de la diarrhée et de l'urticaire. Bon pour les personnes pléthoriques, bilieuses et goutteuses ; mauvais pour les diabétiques.

Fromage. — Les fromages salés sont les plus digestibles ; c'est surtout au gruyère, au bric et au port-salut qu'est applicable le nom de « biscuit des ivrognes » Les fromages frais et les fromages fermentés peuvent, si on en abuse, donner lieu à des irritations de l'estomac et de l'intestin. Les fromages de chèvre sont légers à

digérer ; mais, pris sans modération, ils occasionnent des aigreurs et des indigestions.

G

Gaufre. — Pâtisserie légère et nourrissante.

Gélatine. — Sa valeur nutritive est presque
nulle.

Gélinotte. — Gibier chaud et réparateur, de
digestion facile.

Gingembre. — Substance chaude, aromatique,
stimulante et stomachique.

Girofle. — Stimule, mais échauffe et constipe.

Glace. — Mêlée aux boissons, elle les tonifie. On
ne doit jamais boire de boissons glacées ou prendre
des glaces quand on est en état de transpiration ;
c'est une imprudence qui peut occasionner subite-
tement des phlegmasies de l'appareil respiratoire,
des diarrhées, des pleurésies. Les femmes s'abstiendront de glace pendant la période menstruelle.

Graisse. — Est d'une digestion difficile et ne
convient nullement aux dyspeptiques. Affaiblit et
empâte l'estomac, produit des nausées.

Gras double. — Ne convient qu'aux estomacs
robustes.

Grenouille. — Aliment doux, passablement réparateur et de digestion facile.

7.

Grive. — Chair chaude, réparatrice et digestible.

Groseille. — Fruit rafraîchissant et de digestion facile.

H

Hareng. — Frais, il se digère facilement. Salé, il est lourd, chaud et desséchant pour les muqueuses, et ne convient ni aux dyspeptiques ni aux personnes prédisposées à l'herpès.

Haricot. — Aliment très nutritif, mais flatulent et difficile à digérer. On rend les haricots « silencieux » en les faisant cuire pendant très longtemps, en les réduisant en purée et en les débarrassant de leurs pellicules.

Homard. — Aliment très nourrissant, mais d'une digestion difficile ; ne convient ni aux convalescents, ni aux estomacs délicats, ni aux personnes prédisposées aux maladies de la peau.

Huile. — L'huile a, comme condiment, les qualités et les défauts de la graisse.

Huître. — Aliment nourrissant et facile à digérer ; convient aux lymphatiques et aux convalescents, aux dyspeptiques et aux diabétiques.

J

Jambon. — C'est la charcuterie la plus saine ; elle ne convient cependant qu'aux estomacs robustes.

Jus. — Ils ont ordinairement les propriétés concentrées des substances qui les ont fournis. Les jus de viande sont éminemment chauds et réparateurs.

L

Lait. — Aliment excellent quand il n'est pas sophitisqué; mais dans les villes il l'est, hélas! presque toujours.

Laitue. — Mets très digestible et très rafraîchissant. Les personnes sujettes aux diarrhées n'en doivent manger qu'en très petite quantité.

Langouste. — Mêmes propriétés que le homard.

Langue. — Pour que la langue de mouton, de bœuf, de porc ou d'agneau soit nourrissante et digestible, il faut en détacher les parties grasses qui les entourent et les échauder à plusieurs eaux. Les langues salées sont chaudes et stimulantes; elles conviennent aux flegmatiques.

Lapin. — Jeune, on le digère assez bien; vieux, il est lourd à l'estomac. Le lapin de garenne est, au point de vue de l'hygiène comme au point de vue du goût, bien supérieur au lapin domestique.

Lard. — Difficile à digérer. S'en méfier, si l'on n'a pas un estomac très robuste.

Lentille. — Aliment très nutritif, point trop lourd à digérer et point trop flatulent.

Lièvre. — Nourriture chaude, réparatrice et moyennement digestible. Il ne convient ni aux herpétiques, ni aux dyspeptiques, ni aux convalescents.

Limande. — Aliment chaud, moyennement réparateur, facile à digérer.

Limonade. — Boisson acidule et rafraîchissante ; crue, elle est légèrement purgative.

M

Macaron. — Pâtisserie lourde à cause des amandes qu'elle contient.

Macaroni. — Aliment substantiel et réparateur.

Mâche. — N'a aucune valeur nutritive.

Macreuse. — Oiseau aquatique, coriace et indigeste.

Madère. — Vin chaud, stomachique et digestif.

Maïs. — La plus riche de toutes les farines en matières grasses. Le maïs est un aliment à peu près complet, de digestion facile.

Malaga. — Bon pour les estomacs faibles et pour les convalescents, quand il n'est pas fraudé.

Malvoisie. — Vin stomachique.

Maquereau. — Aliment très nourrissant, mais lourd à l'estomac, surtout quand il est salé ou fumé. Ne convient ni aux dyspeptiques ni aux herpétiques.

Marcassin. — Aliment un peu lourd et trop muqueux; il empâte les organes digestifs, les énerve et y fait affluer les sécrétions.

Marron. — Voyez *Châtaigne*.

Massepain. — Pâtisserie lourde et desséchante.

Melon. — Bien mûr, il est savoureux et rafraîchissant, mais très froid et indigeste. Il provoque souvent la diarrhée. On doit le manger saupoudré de sel et de poivre, et avoir soin de boire, pour en conjurer les inconvénients possibles, quelques gorgées de bon vin pur et généreux. Ne convient pas aux femmes pendant la période menstruelle.

Merlan. — Chair peu nourrissante, légère et de digestion facile; convient aux convalescents.

Merluche. — Chair inférieure à celle de la morue; sèche, filandreuse et indigeste.

Miel. — Aliment rafraîchissant. On le falsifie souvent au moyen de la glucose et de la fécule de pommes de terre. Pour s'assurer de sa pureté, on en dissout une partie dans de l'eau, et on laisse tomber dans la masse liquide quelques gouttes de teinture d'iode, qui ne doivent pas donner de coloration bleue.

Miroton. — Ne convient qu'aux estomacs vigoureux.

Mortadelle. — Gros saucisson d'Italie, très chaud et très indigeste.

Morue. — Fraîche, elle est nourrissante, réparatrice et facile à digérer. Salée, elle perd en partie ces avantages.

Moule. — Aliment chaud, moyennement réparateur, indigeste. Ne convient pas aux asthmatiques et aux personnes sujettes à l'urticaire. — L'empoisonnement causé par les moules est rarement dangereux ; ses symptômes disparaissent après l'administration d'un vomitif.

Moutarde. — Condiment propre à faciliter la digestion, à prévenir et à combattre le développement des gaz intestinaux et à faire disparaître la constipation. Prise en excès, elle peut occasionner une irritation de la bouche, de la langue, de l'estomac et des intestins, déterminer des envies fréquentes d'uriner, provoquer des sueurs fatigantes.

Mouton. — Chair réparatrice, chaude et saine.

Mulet de mer. — Nutritif et digestible, à condition de n'être pas trop gras.

Mûre. — Fruit acidule, calmant, rafraîchissant et astringent.

Murène. — Poisson nutritif, mais indigeste.

Muscat. — Vin stomachique et digestif.

N

Navet. — Légume très digestible. Les diabétiques et les dyspeptiques s'en abstiendront.

Nèfle. — Fruit très astringent, d'une digestion assez difficile ; il constipe et occasionne des vents.

Noisette. — Fruit d'une digestion facile quand il est frais, indigeste quand il est sec.

Noix. — Fraîches, elles sont d'une lourdeur qui va s'accentuant encore au fur et à mesure qu'elles vieillissent. — L'eau de noix, ou brou de noix, est une liqueur très stomachique, souveraine contre les pesanteurs de l'estomac, les indigestions et les défaillances.

Nougat. — Friandise extrêmement lourde.

Nouilles. — Aliment doux et réparateur.

O

Œuf. — Aliment complet, plastique et respiratoire, d'une digestion très facile. C'est la nourriture usuelle des malades et des convalescents. — Les œufs durs sont lourds et indigestes.

Oie. — Chair chaude et saine, mais difficile à digérer. — Les pâtés de foie gras sont très lourds.

Oignon. — Cru, il stimule l'appétit ; mais il donne à l'haleine une odeur désagréable, occasionne des éructations et de la flatulence, augmente la sécrétion urinaire. Cuit, il perd son goût âcre et se digère aisément. Ne convient pas aux dyspeptiques.

Olives. — Fruit très indigeste.

Orange. — Fruit acide, rafraîchissant et stomachique. — L'infusion des fleurs d'oranger est excellente contre les maux d'estomac, les maux de tête et les malaises nerveux. — Le sirop d'écorces d'oranges est tonique, stomachique et anti-nerveux.

Orge. — Sa farine fait un pain peu nourrissant. L'orge mondé donne de bonnes tisanes ; son gruau, cuit à petit feu avec du beurre ou dans du bouillon gras, est un aliment sain et réparateur.

Ortolan. — Nourriture exquise et réparatrice, mais lourde à digérer, parce qu'elle est trop graisseuse.

Oseille. — Légume rafraîchissant, mais très peu nutritif ; il ne convient ni aux gastralgiques ni aux dyspeptiques. Il est prudent de ne pas faire un usage continu de l'oseille, parce qu'elle contient de l'acide oxalique, qui, en se transformant en oxalate de chaux insoluble, peut donner lieu à la gravelle oxalique.

Oursin. — Coquillage difficile à digérer.

Outarde. — Chair chaude, délicate et réparatrice.

P

Pain. — Fait avec la farine pure du froment, convenablement fermenté et bien cuit, le pain est l'aliment doux et nourrissant par excellence. Le pain de seigle et de froment nourrit moins, mais il est très rafraîchissant. Le pain de seigle relâche le ventre. Les pains d'orge, d'avoine, de millet, de châtaigne, de sarrasin, etc., sont des pis-aller; ils sont très lourds à l'estomac. Le pain peu cuit est acide et indigeste. L'abus du pain détermine des obstructions et épaissit le sang.

Panade. — Soupe réparatrice. Le lait et les œufs améliorent son goût, mais diminuent sa digestibilité.

Panais. — Légume peu réparateur et difficile à digérer.

Pastèque. — Fruit rafraîchissant, mais sans valeur nutritive; provoque souvent des coliques.

Patate. — Aliment farineux, nourrissant et facile à digérer.

Pâté. — La digestibilité d'un pâté dépend de la viande qui en est la base; mais, en règle générale, c'est un aliment graisseux et lourd.

Pêche. — Fruit savoureux, rafraîchissant, peu réparateur; bien mûr, il est d'une digestion facile. Les feuilles et les fleurs du pêcher donnent des infusions qui jouissent de propriétés purgatives et vermifuges. — Le sirop de fleur de pêcher est un purgatif très doux qu'on utilise pour les petits enfants.

Perche. — Poisson très nourrissant et très digestible.

Perdreau, perdrix. — Gibier chaud et réparateur ; facile à digérer, si l'animal est jeune et mangé rôti et non faisandé. Préparée en salmis, aux choux ou en pâté, la perdrix est de digestion difficile et ne convient pas aux dyspeptiques.

Persil. — Condiment chaud, apéritif et diurétique.

Petit-lait. — Boisson adoucissante, rafraîchissante et laxative, excellente contre la constipation, la dyspepsie, l'entérite chronique, les engorgements du foie et de la rate, l'obésité.

Pied. — Les pieds de veau, de mouton et de porc fournissent une nourriture saine, douce et moyennement réparatrice.

Pigeon. — Aliment nourrissant, mais difficile à digérer.

Piment. — Condiment âcre et chaud ; provoque un appétit factice et ruine l'estomac. L'hygiène et la médecine en proscrivent sévèrement l'usage.

Pintade. — Chair blanche, délicate et substantielle.

Pissenlit. — Plante apéritive, laxative et diurétique.

Pistache. — Amande douce, très substantielle, mais indigeste.

Pluvier. — Aliment calorifique et digestible.

Poire. — Fruit plus ou moins digestible, suivant

qu'il est plus ou moins acide. Cuit, il convient aux estomacs débiles et aux convalescents.

Poiré. — Fabriqué avec soin, il constitue une boisson agréable, tenant le milieu entre le vin blanc et le cidre pour sa richesse en alcool. Convient aux personnes pléthoriques.

Poireau. — Cru, il est diurétique et indigeste, provoque des gaz intestinaux. Cuit, il est inoffensif.

Pois. — Verts, ils sont d'une digestion assez difficile, occasionnent des flatulences et des borborigmes ; ne conviennent ni aux dyspeptiques, ni aux diabétiques. Les pois verts dits *mange-tout*, dont on mange la cosse et la graine, sont extrêmement indigestes. — Secs, les pois sont beaucoup plus nutritifs que verts ; les pois *cassés* ne sont pas flatulents.

Poivre. — Condiment aromatique qui rend les viandes plus légères à l'estomac. A haute dose, son action est incendiaire ; il convient surtout aux lymphatiques. C'est un aphrodisiaque.

Pomme. — Fruit très sain, mais peu nourrissant ; se digère facilement, mais ne convient ni aux gastralgiques, ni aux dyspeptiques, ni aux diabétiques. Vertes ou gâtées, les pommes occasionnent de la diarrhée ; cuites, elles sont excellentes pour les convalescents et les personnes sujettes à la constipation.

Pomme de terre. — Aliment très peu nutritif, mais qui, associé à la viande, constitue une précieuse ressource. Se digère facilement, mais doit être défendue aux diabétiques.

Porc. — Viande très nourrissante, mais lourde à digérer si elle est graisseuse. Fraîche, elle est moins facile à digérer que salée ou fumée; en tous cas, elle ne convient qu'aux estomacs robustes.

Potage. — Le potage au pain, ou soupe, nourrit moins que le potage aux pâtes ou aux fécules. Alimentation douce et moyennement substantielle.

Poulet. — Chair nourrissante et de digestion facile, pourvu qu'elle ne soit pas trop grasse. Convient excellemment aux convalescents.

Pourpier. — Salade peu réparatrice, indigeste et légèrement diurétique.

Praline. — Indigeste, comme tous les bonbons.

Prune. — Fruit savoureux, d'une digestion facile, légèrement laxatif. Mangé en excès, il donne la diarrhée. Les diabétiques doivent s'en abstenir. D'après Bouchardat, la prune prévient la goutte et la gravelle urique.

Prunelle. — Astringente et âpre quand elle est verte, la prunelle est légèrement laxative quand elle est mûre.

Pudding. — Friandise très agréable au goût, mais aussi très dangereuse pour les estomacs délicats.

Punch. — Boisson tonique et stimulante; ne convient ni aux jeunes gens, ni aux tempéraments chauds et irritables.

R

Radis. — Indigeste; détermine des flatuosités, des renvois et des aigreurs d'estomac.

Ragoût. — Tous les ragoûts doivent être proscrits du régime alimentaire des personnes dont l'estomac est délicat ou irritable.

Raie. — Chair excessivement nourrissante, mais un peu lourde.

Raifort. — Stimulant sudorifique, diurétique, anticatarrhal et antiscorbutique.

Raiponce. — Salade apéritive et chaude.

Raisin. — Frais, il est nourrissant et très facile à digérer; il rafraîchit et engraisse. La peau et les pépins produisent de la diarrhée. Sec, le raisin reste nourrissant; mais il devient indigeste.

Raisiné. — Confiture stomachique.

Ratafia. — Les liqueurs connues sous cette dénomination échauffent et tonifient l'estomac; elles conviennent surtout aux estomacs paresseux.

Rhubarbe. — Sert à faire des tartes astringentes et toniques, légèrement purgatives, stimulantes et cathartiques.

Riz. — Céréale peu nourrissante, d'une digestion facile.

Rognon. — Viande très lourde à digérer.

Rôti. — Préparation éminemment stimulante et réparatrice.

Rouget. — Poisson de facile digestion, mais peu réparateur.

S

Safran. — Stimulant, stomachique, sédatif et anti-spasmodique. Convient aux dyspeptiques et aux gastralgiques.

Salade. — Aliment très peu nourrissant, qui convient surtout aux tempéraments sanguins et nerveux.

Salmis. — Cette préparation ne convient pas aux tempéraments affligés d'un estomac débile ou d'entrailles délicates.

Salsifis. — Aliment peu nutritif, mais léger et n'embarrassant pas l'estomac.

Sanglier. — Chair plus facile à digérer que celle du porc, mais qui ne convient cependant pas aux estomacs délicats.

Sarcelle. — Assez difficile à digérer.

Sardine. — Fraîche, elle est nutritive et de digestion facile; salée, elle est excitante; à l'huile, elle est lourde.

Saucisse. — Très indigeste.

Saucisson. — Très chaud, et plus indigeste encore que la saucisse.

Saumon. — Chair graisseuse, et par suite indigeste. Ne convient ni aux convalescents ni aux dyspeptiques.

Seigle. — Le pain de seigle est épais, froid et indigeste.

Sel. — Condiment indispensable de toutes les préparations alimentaires. Pris en petite quantité, il excite la sécrétion de la salive et du suc gastrique, stimule les fonctions de l'estomac et facilite la digestion. A haute dose, il est purgatif et émétique, détermine une soif ardente, irrite fortement l'estomac et l'intestin.

Seltz (Eau de). — Les eaux de Seltz que l'on achète en siphons ont plusieurs inconvénients. Nombre de fabricants peu scrupuleux livrent à la consommation de l'eau de Seltz faite avec de l'eau non filtrée. De plus, l'armature des siphons contient souvent du plomb, ce qui expose à des empoisonnements d'autant plus à craindre que l'eau de Seltz, très chargée d'acide carbonique, dissout ce métal. Enfin, l'eau de Seltz trop riche en acide carbonique amène du météorisme, une distension exagérée de l'estomac. Lorsqu'on voudra boire de l'eau de Seltz, on fera bien de la préparer soi-même quelques instants avant le repas. On se servira pour cela d'appareils en verre, avec armature en étain pur ou en nickel, et l'on n'emploiera que de l'eau de source bien filtrée. On fait réagir de l'acide tartrique sur du bicarbonate de soude, isolés de l'eau.

Semoule. — Pâte douce, réparatrice, très facile à digérer.

Sole. — Chair chaude, légère, moyennement réparatrice.

Stock-fish. — Poisson sec, difficile à digérer.

Sucre. — Aliment respiratoire par excellence. Contribue à la formation et à l'augmentation des matières grasses de l'économie. Pris en excès, il épaissit et empâte la langue, excite la soif, donne des douleurs d'estomac, arrête l'appétit, cause des embarras gastriques et constipe.

Surmulet. — Poisson un peu lourd.

T

Tanche. — Chair grasse et indigeste.

Tapioca. — Nourrissant, adoucissant, de digestion très facile. On fabrique du tapioca factice avec de la fécule de pomme de terre et de l'amidon ; il se présente en morceaux arrondis, très blancs, non granulés et se brisant aisément sous la dent ; cuit, il produit une colle épaisse.

Thé. — Diminue l'urée, le pouls et la température ; excite le système nerveux et combat le sommeil. Le thé est une boisson d'épargne : il s'emploie utilement contre les indigestions, les inappétences, les gastralgies, les dyspepsies, les coliques abdominales, les constipations légères, les lourdeurs de tête, les courbatures, les refroidissements.

Thon. — Chair aussi nutritive que la viande, mais lourde à digérer.

Thym. — Plante tonique et stimulante.

Tomate. — Aliment de très facile digestion.

Topinambour. — Nutritif, mais indigeste.

Tortue. — Chair nourrissante et réparatrice, mais lourde.

Truffe. — Champignon nutritif, aromatique, digestif. Prises en grande quantité, les truffes sont lourdes et indigestes.

Truite. — Chair savoureuse, d'une digestion facile. Ne doit se manger qu'en été.

Turbot. — Chair nutritive et facile à digérer. Ne doit se manger qu'en hiver.

V

Vache. — Chair plus sèche et se digérant moins facilement que celle du bœuf.

Vanneau. — Chair chaude et réparatrice.

Veau. — Viande un peu moins nourrissante que celle du bœuf, et légèrement laxative. L'animal doit être tué vers trois mois.

Vermicelle. — Aliment doux et nourrissant.

Vin. — Tout nouveau, le vin est flatueux, indigeste et purgatif ; jeune, il est peu nourrissant ; vieux, il est très tonique et très sain. Le vin blanc est nourrissant, diurétique et peu alcoolique ; le vin rouge est léger et digestif.

Vinaigre. — Irrite fortement la muqueuse de l'estomac, aussi faut-il en user avec circonspection. Ne convient pas aux personnes nerveuses et irritables.

TROISIÈME PARTIE

LES SOINS CORPORELS

CHAPITRE PREMIER

LA PEAU

La peau, cette enveloppe protectrice de l'homme, constitue un tissu éminemment vasculaire, qui maintient en équilibre la température du corps. De plus, c'est un agent de sécrétion, d'excrétion, d'absorption et de respiration. Aussi, depuis Sanctorius, tous les physiologistes se sont accordés à considérer la peau comme l'un de nos plus impor-

tants organes et à river intimement les conditions
de la santé humaine au bon fonctionnement du tégument externe.

Par les sécrétions sudorale et sébacée, et par la
perspiration constante dont ses innombrables
pores sont le siège, la peau dégage plus de substances que les reins, que les poumons eux-mêmes.
C'est pourquoi les animaux dont on supprime les
fonctions cutanées meurent, plus lentement, mais
aussi sûrement, que si l'on venait à entraver chez
eux l'acte respiratoire.

Plusieurs historiens racontent que lors d'une
grande cavalcade italienne, on avait mis en tête du
cortège un char, sur lequel était couché un « enfant
d'or ». Pour obtenir la perfection de ce symbole
vivant, on avait collé très exactement sur tout son
corps du papier d'or. Quand, au bout de cinq ou
six heures, le cortège s'arrêta, on voulut faire des-
cendre l'enfant; mais on se trouva en face d'un
cadavre : la pauvre victime était morte asphyxiée.

Il n'est pas besoin d'insister davantage pour établir l'importance des soins de la peau. Ces soins
comprennent des moyens variés que nous allons
examiner successivement.

Nous parlerons d'abord des frictions et du massage.

L'effet général de ces deux opérations est d'entretenir l'énergie de la circulation dans les capillaires de la peau, et de ranimer la calorification. Elles favorisent le développement de l'électricité sur le tégument externe, activent les excrétions épidermoïdales, débarrassent la peau de poussières inertes ou nuisibles, facilitent la transpiration insensible et l'excrétion sudorale. Leur pratique donne un sentiment de bien-être général; sous la main qui presse les muscles, l'élasticité de la jeunesse se réveille. Les frictions et le massage font aussi disparaître la fatigue après les travaux pénibles, les marches forcées, les veilles prolongées; enfin, ils éloignent véritablement la vieillesse.

Pour seconder les effets du massage, on se sert de liquides alcooliques, de pommades diverses, d'huile d'olive pure ou parfumée.

C'est Raspail qui a dit avec raison : « le malpropre est la proie d'un malaise continu. » Inversement, la propreté préserve des indispositions et des maladies; elle est la « santé visible ». Or, préconiser la propreté, c'est recommander l'usage fréquent de l'eau.

L'eau était pour les Anciens un élément d'une valeur inappréciable; presque toutes les religions l'ont poétisée par les pratiques du baptême et des ablutions. Chez les Grecs, le bain était une des

obligations les plus sacrées de l'hospitalité ; chez
les Romains, il était l'objet des raffinements les
plus luxueux. Les Ayurvédas témoignent de l'importance qu'avaient les ablutions chez les Hindous
de l'antiquité. Moïse chez les Hébreux, Mahomet
chez les Arabes, multiplièrent considérablement
le nombre de ces ablutions, toujours sous le prétexte emblématique d'une purification morale,
mais en réalité parce qu'ils sentaient profondément l'influence salutaire de ces pratiques d'hygiène, parce qu'ils savaient que l'eau est à la peau
ce que l'air est aux poumons.

L'usage de l'eau est seul capable de tonifier le
tégument externe, de favoriser ses facultés d'absorption, d'entraîner les produits épidermiques
usés, et de conserver ainsi l'intégralité du toucher.
Les lotions et les bains doivent donc jouer dans
l'hygiène privée un rôle prépondérant, et cela indépendamment de toute considération de sexe,
d'âge et de condition.

Deux fois par jour *au moins*, il faut lotionner son
visage et ses mains ; ces lotions se feront de préférence le matin au lever et le soir au coucher.

Théoriquement, l'eau chaude est meilleure pour
la propreté que l'eau froide, parce qu'elle dissout
mieux les corps gras et les impuretés du tégument,
— parce qu'en un mot, elle nettoie mieux. Toutefois, le lavage à l'eau froide est indispensable pour

endurcir contre les variations atmosphériques les parties de la surface cutanée qui sont habituellement exposées à l'air.

Pour les ablutions, le savon est un auxiliaire des plus utiles. Instrument par excellence de la propreté, il déterge la peau en l'assouplissant et en émulsionnant les particules graisseuses qui la souillent. Le savon de Marseille est préférable au savon noir, qui mousse difficilement. Il faut éviter, pour la peau fine du visage, les savons mous ou noirs, qui sont à base de potasse, et dans lesquels l'alcali, toujours en excès, joue un rôle irritant qui peut causer des inflammations et des gerçures, parfois même des éruptions durables.

On fabrique, en variétés abondantes, des savons, dits de toilette, qui adoucissent la peau au lieu de l'irriter. Ces savons sont, en général, faits avec de la soude combinée au principe saponifiable de l'axonge purifiée, de l'huile d'amandes douces ou de la graisse de bœuf. Ils n'ont qu'une faible consistance; on les aromatise avec des essences, et on peut les rendre presque transparents au moyen de l'addition d'une petite quantité d'alcool.

La crème d'amandes amères est excellente; on la prépare en ajoutant au savon qui la constitue un peu d'acide cyanhydrique.

Évitez les eaux de toilette, les cosmétiques et les fards. Si quelques-uns de ces produits, inventés par la mode et non par l'hygiène, sont inoffensifs, la plupart sont absolument malsains. En tout cas, il faut proscrire avec sévérité ces prétendus agents de la beauté, à moins qu'on n'en connaisse exactement la composition ; ils peuvent, en effet, contenir, et contiennent souvent, des sels métalliques toxiques, du plomb, du mercure.

Toutefois, comme ce serait une outrecuidance extrême de supposer que sur un simple conseil on s'en tiendra à l'eau pure et au savon pour les soins de la peau, passons rapidement en revue les principaux produits de messieurs les parfumeurs.

Les eaux de toilette sont toutes à base d'acide acétique. Les unes se préparent par infusion de végétaux odorants ; d'autres sont distillées, après avoir tenu en macération, pendant un certain temps, ces mêmes substances végétales. Ces dernières sont les plus énergiques ; on leur donne le nom d'extraits de vinaigre. Souvent, on ajoute aux vinaigres aromatiques des substances balsamiques (vanille, camphre, etc.). Tous ces produits sont inoffensifs, et nombre de personnes les trouvent d'un usage agréable ; l'hygiéniste peut en tolérer l'usage sans le recommander.

Donnons une place à part à un mélange d'une partie d'acide chlorhydrique avec trois ou quatre parties d'eau, pour le lavage des mains; il détermine une prompte et facile révulsion. Aussitôt que les mains commenceront à rougir, on les lavera à grande eau et on les essuiera parfaitement.

L'alun donnant à la peau une tonicité remarquable, on l'a introduit dans beaucoup de recettes astringentes. Il prévient la sueur, ce qui a ses avantages peut-être, mais aussi ses inconvénients à coup sûr.

Les onctions avec des graisses ou des huiles sur toute la surface du corps étaient très en faveur dans les gymnases antiques. Ces onctions ont un double effet : elles donnent de la souplesse à la peau et défendent du froid. Du reste, elles n'entravent aucunement la transpiration. Le massage avec la main enduite de quelques gouttes d'huile d'olive est une excellente pratique, après les lotions à l'eau froide et les frictions énergiques.

Il est un genre de cosmétiques dont il faut, dans certains cas, recommander l'emploi : ce sont les cosmétiques inertes, destinés à prévenir les excoriations de la peau. Le type de ces produits est la poudre de riz. Pour être absolument inoffensive, cette poudre doit être préparée avec des grains sains, parfaitement mondés et d'une entière blancheur; elle doit être aussi ténue que possible. Afin qu'elle n'ait aucune propriété irritante, il ne faut

y associer des essences aromatiques qu'en très
faibles proportions; à plus forte raison, ne doit-
on pas la parfumer avec de la poudre d'iris. On
ajoute quelquefois à la poudre de riz, afin de lui
donner plus d'uni, une certaine proportion de céruse réduite en poudre impalpable. Cette addition
a le grave inconvénient d'empoisonner une substance inoffensive.

Citons, surtout à l'usage des jeunes enfants, un
excellent cosmétique, le lycopode, dont l'application, répétée après les lavages de propreté, prévient les crevasses et les gerçures.

Les fards, ou cosmétiques colorants, ont été
employés de toute antiquité; certains passages
d'Athenœus établissent qu'à Athènes les couleurs
rouges et les fards blancs intervenaient journellement dans la toilette des élégantes de l'époque. En
Orient, on se sert, de temps immémorial, de fards
noirs pour augmenter l'éclat des yeux.

En proscrivant l'usage des fards, l'hygiéniste
aura le moraliste pour auxiliaire; mais ces deux
autorités réunies seront-elles suffisantes pour
s'imposer? C'est douteux.

Parlons donc des fards.

Ce sont les fards roses, blancs et noirs qui sont
presque exclusivement employés aujourd'hui.

Le plus beau carmin, qui a pour base une laque
de cochenille, est quelquefois employé comme

fard au théâtre; mais celui qui est presque exclusivement usité dans le monde (et surtout dans le demi-monde) est le rose de carthame. Ce fard est un des moins malsains; cependant l'alumine qui a servi à fixer la couleur rose et le talc de Venise en poudre qui a servi à l'étendre peuvent irriter la peau et provoquer le développement de rides précoces. — On fait aussi des fards roses avec la rosaniline; mais ces produits retiennent presque toujours des traces d'acide arsénique qui réagissent d'une manière fâcheuse sur l'épiderme. — Enfin, on vend à bas prix un fard rose formé de cinabre (sulfure rouge de mercure) et de poudre de talc (silicate d'alumine). Cette préparation a les inconvénients de tous les onguents mercuriels, qui, appliqués sur la surface cutanée, peuvent être absorbés et déterminer de graves accidents; de plus, elle altère le tissu de la peau, sur laquelle elle fait invariablement naître des éruptions.

Le sous-nitrate de bismuth, connu sous le nom de blanc de fard, est le fard blanc le plus employé. A la longue, il irrite la peau; puis, si on le garde longtemps sur l'épiderme, il peut noircir sous l'influence de l'hydrogène sulfuré. Enfin, il contient presque toujours un peu d'acide arsénieux. — L'oxyde de zinc, uni au talc, forme un fard blanc moins dangereux que le précédent. — La céruse (carbonate de plomb) constitue la base du blanc de

Kresner ou blanc d'albâtre; ce fard a l'avantage de s'étaler très bien, mais c'est un poison dangereux, qui peut, à la longue, déterminer l'intoxication saturnine.

Les fards noirs ne sont autre chose que du noir de fumée ou du charbon.

Et les parfums? direz-vous; les défendez-vous aussi?

Certes.

« Il y a (c'est le docteur Foussagrives qui parle) une ivrognerie des parfums, comme il y en a une de l'alcool, et cette ivrognerie est éminemment préjudiciable à la santé. Les femmes ne fument pas, mais elles odorent; elles remplacent la nicotine par les essences, et le cigare par les flacons, les bouquets, les sachets et les cassolettes. Ivrognerie des deux côtés, si l'on déchire brutalement le voile de poésie et de grâce dont s'enveloppent les parfums pour se soustraire aux sévérités de l'hygiène. »

La plupart des odeurs sont dues à la volatilisation des huiles essentielles; le parfum des fleurs a la même origine. Or, il est d'observation usuelle que les fleurs à odeur flagrante *entêtent*, comme on dit vulgairement, quand leurs émanations sont confinées dans une atmosphère qui ne se renouvelle pas, et que leur action, dépassant même ce degré, a quelquefois déterminé la mort. Les essences les plus suaves et les plus recherchées, celles de jasmin et d'oranger, par exemple, comme les moins agréables, celle de térébenthine, en particulier, produisent, à ce point de vue, des effets identiques.

M. Bouchardat a démontré expérimentalement que les huiles essentielles, même très diluées, agissent avec autant d'énergie que l'acide prussique sur les animaux inférieurs; le docteur Fonssagrives a produit chez certains animaux, à l'aide de diverses essences, des symptômes analogues à ceux du chloroforme et de l'éther.

Si l'action des essences et des parfums n'atteint que très rarement la limite où la vie est compromise, elle n'en constitue pas moins un péril réel pour la santé. A petites doses, les odeurs produisent l'exhilaration, un excès d'acuité des sens et de l'imagination; à doses plus fortes, des troubles de la sensibilité, de l'intelligence et du mouvement. On a signalé, il y a quelques années, chez les ouvrières qui pèlent les oranges dans les fabriques de curaçao, et qui séjournent par conséquent dans une atmosphère constamment imprégnée d'huile essentielle, des accidents graves qui montrent bien l'atteinte profonde que les essences exercent sur le système nerveux. C'est de l'ivrognerie chronique, analogue à l'alcoolisme. Voilà à quoi s'exposent les femmes qui s'entourent de sachets et de flacons.

L'éréthisme nerveux, l'insomnie et la migraine sont les conséquences ordinaires de l'usage des parfums. Cet usage est d'autant plus fâcheux, qu'à la longue la sensibilité olfactive s'émousse et que la quantité des odeurs doit être incessamment augmentée. La migraine est la punition la plus douce de cette habitude.

Or, « depuis longtemps, la parfumerie fait les yeux doux à l'hygiène ; on l'a accusée de tant de méfaits, on en a fait si souvent une Locuste élaborant des poisons odorants, qu'elle a senti le besoin d'abriter ses bonnes intentions sous l'hygiène, et les parfums hygiéniques, les cosmétiques hygiéniques, les essences hygiéniques, s'échappent à rangs pressés de la cornue des parfumeurs. L'hygiène n'a rien à voir à tout cela ; elle suspecte toujours la sincérité de l'étiquette, et elle voudrait que les engins d'une coquetterie aux abois et les stimulants d'une sensibilité maladive restassent dans un certain monde qui, n'ayant rien à voir au parfum des bonnes mœurs et à l'odeur d'une réputation irréprochable, remplace ces aromes par ceux, plus faciles à se procurer, qui sortent de l'officine des parfumeurs. » (Fonssagrives.)

Il nous reste à parler des bains.

Le bain n'est pas seulement une nécessité imposée par le besoin d'être propre; c'est aussi une nécessité voulue par notre organisme.

Il faut le reconnaître, on ne se baigne pas assez en France. Ailleurs, et particulièrement en Angleterre et en Amérique, le bain est d'un usage quotidien.

On peut diviser les bains en deux classes : les uns sont pris dans des eaux naturelles, à la température extérieure, qui est toujours au-dessous de celle du corps humain; les autres, dans des eaux préalablement chauffées et portées à un degré égal ou même supérieur à celui de notre corps.

Les bains froids ont pour effet de soustraire une certaine quantité de calorique au corps de l'homme, de ralentir la circulation, de diminuer l'abondance de la transpiration cutanée, et d'être suivis d'une réaction franche, même quand le bain a été prolongé. Leur influence définitive sur la santé consiste à calmer la chaleur générale et à donner du ton à l'organisme. Mais, pour produire ces résultats, il est nécessaire que celui qui est plongé dans l'eau exécute des mouvements, et, à cet égard, ceux de la natation sont excellents.

Les bains froids pris en France pendant l'été ont une température qui varie de 20 à 25 degrés; au-dessous de 20 degrés, le bain détermine des effets de concentration énergiques et une réaction proportionnelle. Le refoulement du sang, qu'ils produisent alors, peut être l'origine de congestions, d'hémorragies et de phlegmasies internes ; la diarrhée et la dysenterie en sont souvent la conséquence.

Lorsque le corps en sueur est plongé subitement dans l'eau froide, le refoulement interne du sang est instantané. Assez souvent ce refoulement est suivi d'une réaction très énergique et les choses en restent là ; dans d'autres cas, surtout si l'immersion est prolongée, des congestions sanguines et même des phlegmasies peuvent se produire.

Les ablutions froides et les douches agissent à peu près de la même manière que les bains froids. Elles sont d'autant meilleures qu'on peut les arrêter à volonté et faire naître immédiatement une vive réaction. Elles ne sauraient déterminer d'accidents que si on les administre à des sujets débiles ou malades.

Les bains de mer agissent par le mouvement des vagues et la stimulation cutanée qui en résulte, ainsi que par les sels en dissolution dans l'eau et dont une partie est absorbée par la peau. Ils sont plus toniques que les bains de rivière.

Les bains frais ont une température de 25 à 30 degrés. Pris dans une baignoire, le corps en repos, ils ont une action essentiellement sédative ; ils rétablissent l'équilibre des fonctions, diminuent les excitabilités excessives. On les emploie dans le cas de surexcitabilité nerveuse ou de fièvre ; plus ils sont prolongés, plus ils débilitent.

Les bains tièdes — de 30 à 35 degrés — correspondent au point de neutralité entre l'absorption et l'exhalation cutanées ; lorsqu'ils ne sont pas trop prolongés, ils calment et régularisent les fonctions.

Les bains chauds — de 35 à 40 degrés, et au-dessus — déterminent un accroissement de la chaleur du corps ; sous leur influence, la peau rougit, la transpiration cutanée et l'exhalation pulmonaire augmentent ; les liquides affluent à la périphérie. Ces bains sont essentiellement stimulants ; ils excitent la peau et les organes de l'économie, accélèrent le pouls et les mouvements respiratoires. S'ils étaient trop prolongés, ils pourraient déterminer des congestions et même des hémorragies ; très courts, ils agissent comme toniques et stimulants.

Les bains de vapeur se supportent difficilement, si leur température est très élevée. Cela tient à ce que l'air dans lequel on se trouve est saturé de vapeur et ne peut recevoir celle qu'émet la transpiration cutanée, d'où résulte une sensation de malaise et d'anxiété d'autant plus vive que la sueur est plus abondante dans ces conditions. Aux bains

de vapeur les hygiénistes préfèrent les bains
d'étuve sèche, dans lesquels on supporte aisément
une température très élevée. Ces bains provoquent
une stimulation énergique.

Quant aux bains russes, ils produisent les meilleurs effets. Ils sont fondés sur les principes suivants :

1° Élévation de la température de la peau, par
suite de l'exposition du corps à une chaleur élevée
dans une étuve ;

2° Soustraction du calorique en excès, effectuée
au moyen d'une pluie d'eau fraîche sur le corps
en sueur ;

3° Réchauffement opéré, soit à l'aide d'une nouvelle élévation de la température de l'étuve, soit
à l'aide de frictions et de massages. Le résultat
final des bains russes est une stimulation générale
et modérée de l'organisme ; ils sont toniques et déterminent une révulsion cutanée.

Il faut, dans l'administration des bains, tenir
compte de l'âge, du sexe et du tempérament.

1° *Age.* — D'après la plupart des hygiénistes, il
faut habituer les enfants le plus tôt possible à
l'usage des ablutions froides ; toutefois, il est des
médecins qui condamnent cette manière de voir.
« Chez les jeunes sujets, dit le docteur A. Becquerel, les ablutions, les douches et les bains
froids réussissent quelquefois, cela est vrai ; mais,

fréquemment aussi, leur usage est suivi de résultats opposés à ceux qu'on en attend. La grande susceptibilité des enfants pour le froid doit faire préférer, pour eux, l'usage de l'eau chaude, ou plutôt de l'eau tiède. » Il semble que l'on pourrait concilier tous les *desiderata* en commençant par les ablutions tièdes et en se servant ensuite d'eau de moins en moins chauffée, de manière à arriver progressivement à l'usage de l'eau froide. Dans tous les cas, il est bon, après un bain, d'essuyer les enfants avec un linge chaud et de les coucher ensuite pendant quelques instants; on dessèche ainsi plus complètement la surface cutanée et on la soustrait d'une façon plus certaine à l'influence des variations atmosphériques.

Les mêmes recommandations s'adressent aux adultes.

Quant aux vieillards, les bains tièdes sont les seuls qui leur conviennent. Les bains froids pourraient avoir pour eux l'un des deux inconvénients suivants : ou bien la réaction ne s'établirait pas ou serait au moins incomplète; ou bien elle se produirait avec une trop grande énergie et pourrait donner lieu à des congestions, des hémorragies ou des phlegmasies. D'un autre côté, les bains chauds et les bains d'étuve provoquent une stimulation trop vive.

2° *Sexe.* — Les femmes prennent, en général,

moins de bains froids que les hommes ; pourtant ces bains auraient pour elles cet avantage, qu'ils leur donneraient un accroissement de force. Employés à l'époque de la puberté, ils favorisent et régularisent son établissement ; ils combattent efficacement la chlorose.

Il va sans dire qu'à l'époque des accidents mensuels, la femme doit s'abstenir de bains et se contenter de lotions tièdes.

3° *Tempérament.* — Aux individus nerveux conviennent surtout les bains tièdes et frais ; ces bains devront être peu prolongés.

Aux individus sanguins se recommandent principalement les bains froids, qui, en les débilitant un peu, favoriseront le jeu de leurs fonctions.

Les bains froids sont très bons pour les personnes lymphatiques, pourvu que la réaction soit suffisante. S'il en est ainsi, ils agiront comme toniques. Éviter un trop grand abaissement de température et une immersion prolongée. Les bains de mer sont excellents, à condition d'être très courts ; recommandons aussi les bains salés artificiels, les bains savonneux et les bains sulfureux.

CHAPITRE II

LES CHEVEUX

Les cheveux sont à la fois un ornement et une protection. En leur qualité de mauvais conducteurs du calorique, ils défendent la tête contre l'influence des températures extrêmes.

Sur la tête s'accumulent sans relâche la sécrétion sudorale, les produits sébacés et les déchets de l'épiderme. Non seulement ces détritus sont pour le cuir chevelu des corps étrangers entravant ses fonctions, mais encore ils peuvent, en fermentant, devenir pour lui des causes d'irritation.

Rien n'est plus propice à la vigueur du cheveu que l'aération journalière, la ventilation de la tête avec le peigne et la brosse. Il faut rejeter le peigne fin et se servir du dêméloir à dents écartées ; le peigne fin arrache les cheveux et irrite les cuirs chevelus disposés aux pellicules (pityriasis). La brosse sera dure ; on la maniera avec plus ou moins de force, suivant la sensibilité individuelle. Les objets servant à la toilette de la tête devront être tenus dans la plus grande propreté.

Une bien mauvaise pratique pour la tête, c'est l'usage régulier de l'eau en ablutions savonneuses ou non. D'après Ellinger, cette habitude serait un des facteurs principaux de la calvitie précoce. « Sur 100 alopéciques, dit-il, 85 usent depuis leur jeunesse des ablutions aqueuses ; et parmi ceux qui gardent jusque dans un âge avancé une chevelure bien fournie, 8 sur 100 seulement ont cette habitude. Sous l'action de l'eau, le bulbe pileux se gonfle et fait tomber le cheveu, devenu terne, sec et cassant. »

Ceux qui craignent la calvitie doivent donc être hydrophobes, éviter de plonger leur tête dans l'eau, et s'éponger sérieusement le cuir chevelu pendant les chaleurs de l'été. Une ou deux fois par mois seulement, il faut se laver la tête avec de l'eau tiède dans laquelle on a délayé un jaune d'œuf et dissous quelques grammes de borax.

Quels cosmétiques employer pour la tête ? A vrai dire, aucun. Toutefois, la nécessité d'imprimer à la chevelure une direction harmonique propre à faciliter la coiffure a rendu général l'usage des pommades et des huiles. Or, les pommades sont des préparations malsaines, qui rancissent aisément, laissent sur la tête un résidu compact et résineux, malpropre et irritant, et obligent à des nettoyages que leur fréquence rend pernicieux. Les huiles ont moins d'inconvénients, — surtout l'huile de ricin, qui rancit peu. La glycérine, qui chimiquement est un alcool, possède les propriétés physiques des huiles sans leurs inconvénients ; malheureusement, elle est très peu employée comme cosmétique, parce que, loin de lustrer et d'assouplir le cheveu, elle le ternit et l'agglomère. Le cosmétique le plus recommandable est une brillantine composée d'alcool à 90 degrés ou de vieux rhum, où l'on dissout un dixième de glycérine très pure, additionnée d'essence de citron ou de bergamote.

Les fixateurs de la chevelure ont presque toujours pour base la gomme adragante, les résines, le mucilage de coings. Ils constituent des préparations nuisibles, qui irritent et encrassent la tête et empêchent la nutrition du cuir chevelu.

La raie ne doit pas être toujours faite au même endroit ; il faut, au contraire, en changer fréquemment la place. Pour vivre bien portant, le cheveu demande, en effet, à ne pas être tourmenté.

Nuisibles aussi à la vitalité de la chevelure sont l'ondulation et la frisure au fer chaud ; et cela, non seulement parce qu'elles tiraillent et fatiguent le cheveu, mais surtout parce que la chaleur du fer modifie sa constitution et cause sa mort. On a conseillé le fer chauffé à l'eau ; il ne vaut rien. Tout ce que l'hygiène peut tolérer, c'est la papillote en papier ou le bigoudis.

Tous les mois environ, on rafraîchira les cheveux en coupant leur extrémité. Il ne faut jamais couper les cheveux ras. Cette pratique ne donne aucun résultat au point de vue de la pousse ; et, d'autre part, elle est féconde en angines, en névralgies dentaires, en maux d'oreilles, en catarrhes du nez et du larynx.

Les femmes, qui portent la chevelure longue, devront laisser circuler dans leur coiffure le plus d'air possible ; pendant la nuit, elles laisseront leurs cheveux libres, ou à peine maintenus dans une résille.

Chez elles, la surabondance des cheveux est quelquefois une cause de névralgies et de congestions ; même, quand le système pileux a pris un très grand développement, il n'est pas rare de voir un véritable état d'anémie ou différentes affections nerveuses en être la conséquence. Il faut alors, de toute nécessité, faire le sacrifice d'une partie de cette production exubérante.

C'est un préjugé ridicule qui veut que l'on respecte, sur la tête des enfants, les croûtes et productions pelliculeuses. Il faut les faire disparaître, comme il faut faire disparaître toutes les impuretés.

Comment combattre la chute des cheveux ? Hélas ! le problème est plus facile à énoncer qu'à résoudre. En réalité, si les cheveux *doivent* tomber, ils tomberont ; et tout ce que l'on peut faire, c'est indiquer des préservatifs généraux pour le cas où l'alopécie peut être retardée.

On commencera par rafraîchir les cheveux ; même, au besoin, on les rasera, si le cuir chevelu ne s'irrite pas trop sous l'action du rasoir. — Les cheveux sont-ils secs? on les oindra d'huile de ricin imprégnée de quinine, de soufre, de camphre ou de toute autre substance antiseptique. — Les cheveux sont-ils gras ? on usera de lotions alcalines au borate ou au carbonate de soude, d'alcool à 86 degrés, et de saponine, substance qui fait la base du shampooing des coiffeurs. — Si la peau du cuir chevelu est écailleuse, on aura recours aux balsamiques, huile de cade ou de bouleau ; s'il y a des croûtes, on les fera tomber d'abord par des cataplasmes de fécule, et l'on emploiera ensuite les modificateurs que conseillera le médecin.

L'épilation est une pratique très utile dans certains cas pathologiques ; mais hors de là, l'hygiène la condamne. L'accroissement continu des cheveux est un mode d'élimination des résidus épidermoïdaux que l'on ne doit point entraver.

Les perruques offrent d'incontestables avantages pour garantir la tête des refroidissements et prévenir les névralgies et coryzas ; mais il faut se garder de se surcharger d'un excès de faux cheveux et s'assurer que les perruques ne contiennent aucun parasite.

Malgré tout ce que pourront dire les charlatans, la calvitie est incurable. Là où il n'y a plus de cheveux, il n'en poussera plus ; les onguents que l'on achètera, en se leurrant d'un faux espoir, auront pour effet certain d'alléger la bourse et pour effet probable de faire mal.

Egalement incurable est la canitie ; les cheveux blancs resteront toujours blancs, à moins qu'on ne les teigne. Il est vrai que la science tient à la disposition des amateurs un choix varié de teintures.

Pour teindre les cheveux en blond, on se sert de l'eau oxygénée, ou d'une solution d'acide pyrogallique après laquelle on emploiera une seconde solution alcaline. Libre aux coquettes de se servir de l'un ou de l'autre des ces deux procédés ; mais qu'elles ne se plaignent point si l'opération est suivie de violentes douleurs de tête.

Il y a plusieurs procédés pour teindre les cheveux en noir. On peut employer : 1° l'*eau de Chine*, mélange de nitrate d'argent et de nitrate de mercure en solution aqueuse concentrée ; 2° l'*eau d'Egypte*, dans laquelle la proportion de nitrate d'argent est beaucoup plus faible que dans l'eau de Chine ; 3° le sulfate de plomb, mêlé avec de la chaux hydratée et de l'eau ; 4° l'acétate de plomb dissous et additionné d'une petite quantité d'acide sulfhydrique liquide ; 5° un mélange intime de litharge, de craie et de chaux vive hydratée ; 6° l'*eau des fées*, qui teint instantanément, et qui est une dissolution d'hyposulfite de plomb dans de l'hyposulfite de soude très étendu.

Malheureusement tous ces procédés comportent de graves inconvénients, dont le principal est qu'ils produisent très souvent des intoxications saturnines.

Le mieux est, certes, de garder ses cheveux blancs ; que si vous tenez absolument à vous donner un simulacre trompeur de jeunesse, contentez-vous de noircir votre chevelure en vous servant tout simplement d'une brosse trempée dans une solution concentrée d'encre de Chine. La recette est rarement employée, peut-être parce qu'elle est peu connue, peut-être aussi parce qu'elle est la seule inoffensive.

CHAPITRE III

LES YEUX

La vue a pour organes spéciaux les yeux, dont l'excitant fonctionnel est la lumière.

Une lumière excessive, ou éblouissante, ou bien insuffisante ou mal réglée, peut être la cause de maladies très diverses des yeux.

Sous l'action prolongée d'une lumière intense, des accidents oculaires se manifestent, qui varient suivant l'âge, l'idiosyncrasie et l'état de santé : étéropsie, amaurose, hémiopie, cataracte, etc. A un degré moindre, on éprouve un éblouissement, la vision est troublée et tous les objets apparaissent colorés en rouge. En Egypte et dans l'intérieur de l'Afrique, où resplendit un soleil éblouissant, dont l'action est encore augmentée par les sables blancs qui les réfléchissent, la phlegmasie des yeux est une affection courante et endémique.

La lumière trop continue peut être l'origine d'ophtalmies ; c'est là un cas assez fréquent parmi les les ouvriers verriers et les fondeurs.

La lumière réfléchie est moins intense que la lumière directe ; elle est cependant une cause fréquente de maladie. Son action dépend beaucoup de la couleur de la surface réfléchissante, — on supporte aisément le bleu et le vert, tandis que le jaune, l'orange et le rouge ont une influence fâcheuse ; quant à la couleur blanche, c'est la plus mauvaise et la plus dangereuse de toutes.

La réverbération de la neige, du sable et de maisons blanches peut déterminer l'ophtalmie ou l'amaurose ; ces maladies ont été un fléau pour nos armées en Russie et en Afrique.

Privé d'une lumière suffisante, l'œil perd une grande partie de sa sensibilité, — ou plutôt cette sensibilité se dénature. Elle devient un état pathologique ; l'œil est alors ébloui par les rayons lumineux intenses, et si on veut l'obliger à supporter ces rayons, l'amaurose se déclare presque fatalement.

L'emploi des lumières artificielles les plus variées constitue pour les yeux une série d'épreuves ; c'est à la multiplicité de ces lumières qu'il faut attribuer un grand nombre des affections oculaires si fréquentes aujourd'hui. Ces lumières, quelles qu'elles soient du reste, fatiguent et irritent l'œil beaucoup plus que la lumière naturelle ; c'est ce qui explique pourquoi les acteurs, journellement exposés à la rampe de la scène et les ouvriers travaillant à une lumière artificielle très active sont sujets à des maladies des yeux.

Les oscillations de la flamme éclairante doivent être évités avec soin tandis que l'on est occupé à un travail soutenu.

L'œil, cet organe si délicat, a besoin, plus encore que les autres appareils de notre économie, d'alternatives d'activité et de repos. Quand il est soumis pendant toute la journée à divers travaux et que le soir on l'oblige encore à l'exercice dans un lieu éclairé artificiellement, il s'abîme ou s'use.

Les habitants de la campagne sont moins exposés que les citadins aux maladies oculaires. Cela tient à deux causes : d'abord, ils ne font pas de la nuit le jour ; puis leur vue s'exerce sur de vastes horizons. A la longue, le rapprochement des maisons est, dans une grande ville, une cause de myopie.

Il faut éviter le travail soutenu sur des objets de petites dimensions ; il conduit presque fatalement à la myopie, témoins les écrivains, les dessinateurs et les graveurs. Toutefois, l'habitude permet de supporter des fatigues de la vue qui seraient intolérables si elles étaient occasionnelles ; comme tous nos organes, la vue est, en effet, susceptible d'entraînement.

Dans certaines professions, les ouvriers qui ont besoin de beaucoup de lumière pour éclairer un objet de petites dimensions ou de couleur sombre se servent de globes de verre remplis d'un liquide coloré en vert. Grâce à cet appareil, les rayons issus d'une source lumineuse peuvent être concentrés sur un espace très restreint où l'ouvrier place l'objet de son travail. Cette habitude n'a rien de fâcheux si l'objet est de teinte sombre; mais s'il est doué d'un pouvoir réflecteur, il en résulte pour la vue de l'ouvrier une fatigue considérable.

L'emploi fréquent de la lampe est très fatigant pour la vue. En effet, la lampe concentre dans l'œil des rayons déjà réunis en faisceau une première fois et y fait pénétrer un cône de très vive lumière qui sensibilise à l'excès et affaiblit.

Dans les professions qui s'exercent sur des surfaces réfléchissantes, comme les glaces et les métaux polis, il est bon de placer entre la lumière artificielle réfléchie et l'objet de travail une toile tendue, une gaze ou un papier huilé; ces objets ne laisseront, en effet, passer que la lumière diffuse.

Les couches d'air voisines d'une lumière artificielle s'échauffant beaucoup, il convient de ne pas travailler les yeux trop près du foyer lumineux,

de manière à éviter l'irritation de l'œil et le des-
sèchement de l'humeur lacrymale.

Les écrivains devraient se servir de papier bleu
de préférence au papier blanc.

Les livres imprimés sur papier teinté en jaune
fatiguent moins la vue que les livres imprimés sur
papier blanc.

La lecture dans la position horizontale est nuisible.

Le jour, il convient de s'éclairer à gauche en travaillant.

C'est une erreur de croire qu'il soit bon de se
laver les yeux à grande eau ; les muqueuses se
trouvent très mal du contact de l'eau froide. C'est
aussi un tort d'ouvrir les yeux dans l'eau et d'ir-
riguer de la sorte les globes oculaires. Le mieux,
si les yeux s'ouvrent difficilement le matin, consiste dans l'emploi de l'eau chaude rendue légèrement astringente par l'addition de quelques
gouttes d'extrait de Saturne (eau blanche).

Se servir de sa salive pour humecter les paupières lors du réveil est encore une mauvaise
pratique ; il en peut résulter un amas de leptothrix
dans les conduits lacrymaux. La salive est, en
effet, le meilleur agent de transport de ces mucé-
dinées qui, logées depuis la veille dans les inters-
tices dentaires, sont transportées par les doigts sur
les bords des paupières.

Il faut éviter de se frotter violemment les yeux, de crainte de détacher les cils.

Les courants d'air sont une cause fréquente de catarrhe conjonctival ; on évitera donc de laisser ouverte, pendant les nuits d'été, la fenêtre d'une chambre à coucher.

Il existe quatre vices de conformation de l'œil.

1° *L'impressionnabilité trop vive.* — On l'atténue en se servant de conserves, ou lunettes à verres plats colorés. Ces verres sont le plus souvent de couleur fumée, et ce sont les meilleurs. Ils sont à base d'oxyde de fer, de cuivre et de cobalt. Souvent on emploie des verres bleus faits avec du bioxyde de cuivre ou de l'oxyde de cobalt. Les verres verts s'obtiennent avec l'oxyde de chrome. C'est avec des verres colorés que les yeux des sujets qui sont convalescents d'une maladie oculaire peuvent exercer impunément la vision.

2° *La myopie.* — Ce vice a pour cause la trop grande réfringence des milieux transparents de l'œil. C'est au moyen des verres concaves qu'on le corrige.

3° *La presbytie.* — Elle résulte de l'aplatissement de la cornée transparente ou de la trop faible réfringence des milieux ; on la corrige au moyen des verres convexes.

4° *L'astigmatisme.* — Ce vice dépend des inégalités de courbure du cristallin dans ses différents méridiens ; il est à ce point fréquent que peu de personnes, même parmi celles qui jouissent d'une bonne vue, n'en sont pas atteintes. Il est plus fréquent chez l'homme que chez la femme ; tantôt il affecte un seul œil, tantôt les deux yeux.

L'astigmatisme est caractérisé par des troubles visuels particuliers. Lorsqu'il existe une différence de courbure des deux méridiens vertical et horizontal de la cornée, les lignes verticales paraissent allongées et terminées par des cercles de diffusion, les lignes horizontales paraissent allongées dans le sens transversal et terminées aussi par des cercles de diffusion. Tous ces cercles de diffusion empiètent sur les parties plus nettes de l'image, et celle-ci devient confuse.

On s'explique ainsi comment certains astigmatiques ne peuvent voir l'heure à une horloge lorsque les aiguilles sont verticales, tandis qu'ils la voient très nettement lorsque les aiguilles sont horizontales, ou *vice versa.*

Pour reconnaître l'astigmatisme, on a recours à une expérience très simple. On trace des barres verticales et horizontales disposées comme dans la figure ci-contre et on regarde ces lignes. En cas d'astigmatisme, on verra nettement l'un des deux groupes de lignes et confusément le second.

On peut, dans certains cas, corriger l'astigma-

tisme au moyen de verres cylindriques ; dans
d'autres, plus graves, tous les palliatifs échouent.

Les verres que l'on emploie pour remédier aux
défectuosités de la vue sont faits avec des verres
de vitre, du flint-glass, du crown-glass ou du cristal de roche.

Le verre simple ou verre de vitre, qui est un
silicate double d'albumine et de chaux, sert pour
les lunettes à bon marché ; il se raie très facilement et n'a que peu de valeur. Le flint-glass, silicate de potasse et de plomb, est dur et se raie difficilement, mais il a le défaut de décomposer beaucoup la lumière. Le crown-glass, silicate de potasse
et de chaux, plus dur et plus léger que le flint-
glass, est le meilleur de tous les verres. Le cristal
de roche a l'inconvénient d'être doué de la propriété de la double réfraction, de telle sorte que
s'il n'est pas parfaitement taillé, on peut voir les
objets doubles en regardant de côté.

Il va sans dire qu'il ne faut porter des verres que dans le cas de nécessité absolue. D'autre part, ce serait une grande imprudence de s'en rapporter, pour le choix des verres, à des marchands d'une compétence douteuse ; il est essentiel que le numéro soit exactement approprié à la vue, et c'est aux spécialistes seuls qu'il convient de déterminer le numéro à employer. Bien choisis, les verres apportent un soulagement notable de l'organe de la vue, empêchent la progression du vice contre lequel ils sont utilisés ; mal choisis, ils peuvent être la cause d'accidents d'autant plus redoutables qu'ils surviennent sournoisement.

Il nous reste à examiner les différentes formes que l'on donne aux lunettes.

Les lunettes ordinaires sont à tous égards les plus recommandables ; si elles manquent un peu d'élégance, elles compensent amplement ce défaut par leurs avantages. Les cercles ronds sont ceux qui protègent l'œil avec le plus d'efficacité. La longueur du pont, ou arcade, doit être proportionnée à la largeur du nez et à l'écartement des yeux, — telle, en un mot, que le centre de chaque cercle corresponde au centre de la pupille de chaque œil. Si le pont est trop long ou trop court, les verres ne sont plus exactement placés devant les yeux, qui alors regardent tous les deux à travers le bord des verres, ou l'un à travers le bord et l'autre à travers le centre du verre, ce qui détermine le strabisme, avec fatigue oculaire, céphalalgie, et une vision confuse et troublée.

Il est manifeste que le pince-nez est beaucoup moins commode et beaucoup moins pratique que les lunettes. Il manque de fixité et ses déplacements gênent les yeux; beaucoup de nez, surtout les nez larges et plats, ne peuvent le supporter. De plus, il serre trop le nez, dont il plisse la peau, déplace et dévie les points lacrymaux et occasionne le larmoiement.

Quant au monocle, l'usage doit en être rejeté d'une façon absolue. Outre l'incommodité et les grimaces disgracieuses qu'il impose, il a le grave inconvénient de réduire un œil à l'inaction et de fatiguer l'autre en lui imposant un double travail.

CHAPITRE IV

LA BOUCHE ET LES DENTS

Soigner sa bouche et ses dents n'est pas seulement une coquetterie, c'est une nécessité.

En premier lieu, il faut éviter que les excrétions buccales naturelles, qui contiennent des phosphates terreux mêlés à des matières coagulables, n'encroûtent les dents et ne forment sur elles le dépôt connu sous le nom de tartre dentaire. On empêchera ce dépôt, dont la production est favorisée par l'alcalinité du liquide salivaire, en lavant et en brossant fréquemment les dents.

Ces accumulations de tartre ont lieu surtout autour des dents de la mâchoire inférieure ; elles produisent des irritations, des gonflements et des ramollissements de gencives, déchaussent les dents, en provoquent l'ébranlement et en précipitent la chute. De plus, elles donnent à la bouche un aspect peu engageant et communiquent à l'haleine une odeur désagréable.

Pour enlever le tartre, il est bon d'avoir recours au dentiste, qui a à sa disposition des instruments appropriés. Si les gencives sont irritées, on les calmera au moyen de collutoires émollients ; si elles sont pâles, ramollies ou boursouflées, on fera usage des toniques et des astringents, de quinquina surtout. Quant à l'accumulation du tartre, on l'évitera par des soins de propreté minutieux, par l'usage fréquent de cure-dents en plume ou en écaille, par des lotions et par l'emploi de la brosse.

Il est quelquefois bon de régulariser et d'activer la sécrétion de la salive en mâchant des noyaux ou en employant des collutoires dans la préparation desquels intervienne, soit la pyrèthre, soit le chlorate de potasse.

Les variations brusques de température sont une des causes les plus actives de l'altération de l'émail des dents. Par l'habitude, la bouche arrive à supporter la présence de liquides très chauds ; mais si à l'introduction d'un de ces liquides succède immédiatement l'introduction d'un autre liquide froid, la différence de température qui en résulte sera des plus nuisibles.

Les fumeurs peu soigneux perdent leurs dents

de bonne heure; la chaleur de la fumée et sa réaction acide expliquent cette éventualité.

Les personnes qui ingèrent peu de liquides aqueux produisent une quantité de salive insuffisante pour la neutralisation du mucus à réaction acide; c'est là une des causes de la carie dentaire.

L'abus des acides, des bonbons et du sucre candi nuit doublement aux dents : il maintient une presque continuité de réaction acide dans les liquides buccaux, et il attaque l'émail par la mastication du sucre cristalisé.

Une mastication précipitée et incomplète produit un fonctionnement insuffisant des glandes salivaires, qui ne fournissent plus alors la quantité de liquide alcalin nécessaire à la conservation des dents.

Les dentifrices employés pour l'hygiène de la bouche et des dents sont solides, liquides ou pâteux.

1° *Dentifrices solides.* — Ce sont des poudres qui ont une action à la fois chimique et mécanique. On les emploie avec une brosse, plutôt dure que molle, humectée dans de l'eau ordinaire ou dans une eau dentifrice. Ils ont pour effet de débarrasser les dents des débris d'aliments et des dépôts de mucosités ou de tartre.

Les deux poudres suivantes sont tres recommandables; la première est neutre, la seconde alcaline.

1. Poudre d'iris de Florence...... 20 grammes
   Craie lavée.................. 10 ---
   Pierre ponce porphyrisée...... 10 —
   Teinture d'ambre musquée.... 1 —
   Laque carminée............. 50 centigr.

2. Poudre d'iris de Florence..... 30 grammes
   Craie lavée........... .... 10 —
   Magnésie.............. .... 10 —
   Pierre ponce porphyrisée...... 10 —
   Teinture d'ambre musquée.... 1 ---
   Laque carminée............. , 50 centigr

La meilleure des poudres dentifrices acides est celle de Charlard, qui se compose de tartrate de potasse, d'alun calciné, de cochenille et d'essence de rose. Cette préparation est connue depuis 1765; on n'a jamais fait aussi bien depuis cette époque.

2° *Dentifrices liquides.* — Ils agissent non seulement sur les dents et sur les gencives, mais encore sur toutes les parois des cavités de la bouche. On les emploie mélangés à de l'eau froide ou à de l'eau tiède.

Chaque dentiste a son eau dentifrice. Toutes ces préparations sont à base d'essence, de baume ou de parfum dissous dans l'acool. Les eaux classiques, celles qu'un long usage a consacrées et que l'on peut recommander sans hésitation, sont : l'alcool de menthe (neutre); l'alcool de menthe additionné de borate de soude ou de chlorate de potasse (alcalin); l'eau de Charlard (acide).

3° *Dentifrices pâteux*. — On les désigne aussi sous les noms d'*opiats* et de *savons dentifrices* ; ils sont très rarement employés.

La meilleure de ces préparations est celle du docteur Redier; elle se compose de :

Savon médical pulvérisé.....	25	grammes
Pierre ponce porphyrisée....	10	—
Talc de Venise.............	120	—
Glycérolé d'amidon.........	20	—
Glycérine.................	20	—
Essence de menthe.........	2	—
Essence de girofle.........	1	—

On fait chauffer ce mélange au bain-marie et l'on ajoute peu à peu de l'eau distillée jusqu'à ce que l'on ait obtenu une pâte d'une consistance convenable.

Il existe, outre les précédents, des dentifrices antiseptiques et des dentifrices anesthésiques, dont il convient de dire quelques mots.

Parmi les premiers, les plus employés sont

ceux à l'acide phénique ; ils ont malheureusement deux défauts : d'abord leur odeur est
insupportable ; puis, de l'avis de beaucoup de
médecins, ils sont loin d'être exempts de dangers.
En attendant que l'on ait positivement établi leur
innocuité, il sera prudent de leur préférer le *coaltar
Le Beuf*, à la dose d'une cuillerée à café dans un
demi-verre d'eau, ou le *dentifrice Bobœuf*, dans
lequel le phénol est heureusement associé au
quinquina, à la menthe, à l'anis, à la cannelle et à
la poudre de pyrèthre.

Les dentifrices anesthésiques sont employés pour
calmer les douleurs de dents et pour détruire la
vitalité des ramifications du nerf dentaire. Le
meilleur se compose d'un mélange de chloroforme,
de créosote, de laudanum et de teinture de ben-
join.

Quand une dent est gâtée, il ne faut pas attendre, soit pour procéder à son obturation, soit
pour la faire arracher. — L'obturation consiste à
combler avec une substance inaltérable la cavité
d'une carie pour en arrêter les progrès et permettre à la dent de remplir ses fonctions.

L'usage des fausses dents ou d'un râtelier est
parfaitement respectable ; mais il est essentiel
que les appareils s'adaptent exactement aux
maxillaires. Ils doivent être établis de telle façon

que la pression s'exerce autant que possible suivant l'axe de la crête des maxillaires et que cette pression soit également répartie sur les dents naturelles et sur les dents artificielles.

Ce livre étant destiné aux pères et aux mères de famille, le chapitre relatif aux dents serait incomplet s'il ne traitait pas de l'hygiène de la première dentition.

Les soins à donner à l'enfant au moment de la formation du follicule dentaire sont d'un ordre général ; on favorisera cette première partie de la dentition en fortifiant l'enfant par tous les moyens possibles et en lui administrant du sirop de Dusart au phosphate de chaux.

Il arrive assez fréquemment que lorsque la couronne de la dent se livre passage à travers la gencive, celle-ci est irritée ; parfois même il se forme une petite plaie que complique le contact des liquides de la bouche. On remédiera à cet accident par des lavages émollients et antiseptiques ; l'eau de guimauve, l'eau de Vichy, l'eau de Vals, une solution de 1 gramme de chloral dans 200 grammes d'eau distillée réussissent généralement très bien. Quant aux diarrhées et aux convulsions qui peuvent résulter des phénomènes locaux, elles sont du domaine de la médecine et non de celui de l'hygiène.

La sortie de la dent sera facilitée par l'introduction dans la bouche du traditionnel hochet ou
du classique bâton de guimauve. De plus, il sera
utile, au moment où la dent sera sur le point de
percer, de pratiquer sur les gencives des onctions
émollientes et calmantes (mellite de safran et de
tamarin, sirop de dentition du docteur Delabarre.)

Lorsque les dents sont formées, il ne faut pas
craindre de les nettoyer avec une brosse, de façon
à empêcher la fermentation de débris d'aliments.
Le docteur Th. David, directeur de l'école dentaire de Paris, recommande, pour ce nettoyage,
l'emploi des deux dentifrices suivants :

1. — *Dentifrice liquide.*

Hydrate de chloral............ 1 gr.
Eau........................ 200
Essence d'anis.............. 10 gouttes
Essence de menthe........... 5 —

2. — *Dentifrice en poudre.*

Poudre de savon............. 10 gr.
Poudre d'iris, de craie et de sucre. 20
Chlorate de potasse, crème de
  tartre et pierre ponce porphy-
  risée...................... 5
Essence de menthe. .... 5 gouttes
Essence d'anis.............. 5 —
Essence de roses............ 5 —
Essence de girofle........... 5 —
Cochenille.................. *ad. lib.*

Disons, en terminant, qu'à l'époque de la
deuxième dentition, les dents nécessitent fréquemment des opérations chirurgicales ; les unes
devront être redressées, les autres arrachées. On
ne saurait donc trop recommander aux parents de
faire inspecter la bouche de leurs enfants par un
spécialiste au moins deux fois par an pendant la
période de leur évolution dentaire ; des bouches
se sont trouvées déformées parce que l'on a négligé cette simple précaution, alors qu'il eût suffi
de l'application d'un appareil ou d'une extraction
pour prévenir cet état ou le corriger.

CHAPITRE V

LES OREILLES ET LE NEZ

Ce qui affecte l'ouïe affecte aussi le cerveau. Tout le monde sait que les sons perçus par l'oreille procurent une sensation qui se répand dans le système nerveux, et le flattent ou le troublent.

De là résulte une hygiène particulière de l'oreille, — hygiène à la fois morale, sentimentale et artistique. En quelques mots, cette hygiène se résout en ceci : éviter les sons violents et discordants, rechercher les sons doux et harmoniques.

L'intensité du son exerce une influence considérable sur l'organe de l'ouïe. Les détonations de grosse artillerie peuvent aller jusqu'à provoquer la surdité, soit en paralysant le nerf auditif, soit en rompant la membrane du tympan. Les

bruits aigus, les cris perçants ébranlent doulou-
reusement l'oreille et troublent l'ouïe.

Il est évident qu'il faut, autant que possible, se
soustraire à ces bruits. Mais il y a plus : des sons
dont l'intensité n'est pas excessive peuvent fati-
tiguer l'oreille par leur continuité, émousser sa
sensibilité et amener peu à peu la surdité. Les
grandes usines où règne toujours un bruit de
machines comptent un grand nombre de sourds ;
de même, l'obstruction de l'ouïe est commune
chez les gens d'équipage des bombardes, des ca-
nonnières et des navires qui servent d'école d'artillerie.

L'oreille communiquant ses impressions au
cerveau, il faudra éviter de faire du bruit dans
une chambre de malade ; c'est seulement dans les
accès de mélancolie ou d'hypocondrie que le bruit
sera utile pour déterminer un supplément d'activité de l'organe cérébral.

La musique exerce sur certains tempéraments
une influence des plus salutaires ; elle peut être,
dans plusieurs cas, un auxiliaire puissant de
l'hygiène. Un cerveau engourdi ou inquiet sera
plus sensible à une symphonie qu'à une drogue.

Si la continuité du son est nuisible à l'oreille,
d'un autre côté le silence prolongé lui donne un
fâcheux excès de sensibilité et à la longue lui rend
insupportables les bruits d'une intensité ordinaire.

C'est seulement pendant le sommeil que le silence est nécessaire ; l'organe de l'audition obéit alors à la loi de tous les organes, qui ne peuvent fonctionner longtemps sans prendre de repos.

La propreté est aussi nécessaire à l'oreille qu'aux autres organes. L'oreille sécrète une matière jaune, appelée cérumen. Si on laisse cette matière s'accumuler dans le canal auditif, elle y formera un bouchon adossé à la membrane tympanique ; de là résulteront des démangeaisons, une sorte d'embarras, quelquefois une douleur qui s'étendra à la tête, toujours un affaiblissement de l'ouïe qui pourra aller jusqu'à la surdité. Il est donc nécessaire d'extraire le cérumen avec un cure-oreille ; chercher à s'en débarrasser en introduisant de l'eau dans l'organe est une mauvaise pratique, dont le résultat est dans la plupart des cas le gonflement de la matière.

Si, malgré les soins journaliers, le cérumen venait à boucher le conduit, il faudrait le faire sortir par un moyen héroïque. Lorsque le bouchon n'est pas trop dur, une injection suffit pour l'entraîner ; on emploiera de l'eau tiède, et l'on aura soin, après l'opération, de bien essuyer l'oreille avec une tige garnie de coton. Lorsque le bouchon est durci, on commence par le ramollir au moyen d'instillations tièdes de quelques gouttes du mélange suivant :

Glycérine................. 4 grammes
Eau distillée.............. 6   —
Bicarbonate de soude....... 50 centigr.

On répètera ces instillations trois ou quatre fois ; le bouchon se ramollira, et la surdité augmentera pour disparaître à la suite de l'injection.

Les brusques variations de température produisent fréquemment des maladies d'oreilles ; il faut donc les éviter. L'action d'un courant d'air froid peut déterminer une phlegmasie du tympan ou un abcès de la caisse ; il en est quelquefois de même de l'eau qui pénètre dans les oreilles pendant un bain froid.

Lorsque le sens de l'ouïe est émoussé, on a recours aux cornets acoustiques ou aux tubes acoustiques. Les cornets rassemblent les ondes sonores et les portent le plus directement possible dans le tube auditif ; les tubes conservent l'intensité du son de la bouche de l'interlocuteur au tympan de la personne atteinte de surdité partielle.

L'hygiène n'a pas beaucoup de recommandations à faire au sujet du nez, organe de l'odorat. Ce qu'elle veut surtout, c'est qu'il soit tenu très propre ; elle engage les mamans à veiller à ce que leurs enfants ne fourrent pas leurs doigts dans le nez. Ne riez pas, madame, si ce petit défaut passait chez votre enfant à l'état d'habitude, il pourrait avoir de graves conséquences : croûtes, ulcérations, et même déformation de l'organe.

Se défier des parfums ; s'ils sont trop forts ou si leur action est continue, ils diminuent la sensibilité du nez et exercent sur la tête et sur le cerveau une influence dangereuse. Cette question a a été traitée à propos des odeurs.

Disons encore que l'odorat s'émousse chez les personnes qui ont l'habitude de priser, et chez celles qui s'administrent fréquemment des injections nasales à l'acide phénique ou au chloral.

QUATRIÈME PARTIE

LES VÊTEMENTS

CHAPITRE PREMIER

GÉNÉRALITÉS

Les matières employées à la fabrication des vêtements sont empruntées au règne animal et au règne végétal. Celles qui proviennent du règne animal sont : la laine, les poils de chèvre, d'alpaga, de chameau, de lièvre, de lapin, les plumes de certains oiseaux, la soie, les peaux de certains animaux ; celles que fournit le règne végétal sont : le lin, le chanvre, le coton et le caoutchouc.

Ces matières n'ont pas les mêmes effets au point de vue du calorique. Les unes donneront des vêtements qui garantiront mal du froid, les autres des vêtements qui en garantiront bien.

Les toiles fabriquées avec le lin et le chanvre sont bonnes conductrices de la chaleur ; c'est à dire qu'elles ne l'emprisonnent pas, et sont par conséquent très fraîches. Elles se mouillent vite et refroidissent la peau avec laquelle elles sont en contact, parce qu'elles enlèvent au corps du calorique pour réduire en vapeur leur humidité, qu'elles laissent échapper. De tous les tissus, la toile est donc celui qui favorise le plus l'éclosion des maladies déterminées principalement par l'humidité. Par suite, les personnes prédisposées ou sujettes aux affections de l'appareil respiratoire, aux rhumatismes et aux névralgies, devront s'abstenir de porter sur la peau du linge de fil ; tandis que les personnes prédisposées ou sujettes aux maladies de la peau, qui sont presque toujours accompagnées de chaleur et de démangeaisons, trouveront avantageux l'usage du linge de fil sur la peau.

Les tissus fabriqués avec le coton sont moins bons conducteurs de la chaleur que les précédents ; ils retiennent donc mieux le calorique du corps et la transpiration. Il faut par suite les préférer à la toile de fil, si l'on n'est pas atteint d'une maladie cutanée; pendant l'été, ils garantissent contre les dangers d'un refroidissement trop rapide; pendant l'hiver, ils sont plus chauds.

La soie est plus chaude encore que le coton ; de plus, elle est fine, résistante, élastique et électrique.

La laine est très mauvaise conductrice de la chaleur ; elle est donc très chaude. D'autre part, elle détermine, par les aspérités qui la constituent, une irritation de la peau, une accélération de circulation dans les vaisseaux capillaires, des démangeaisons fort désagréables au début. Elle augmente l'exhalation cutanée, mais se charge parfaitement des produits de cette excrétion, les retient fortement et ne permet pas qu'ils se refroidissent à la surface du corps.

Les peaux d'animaux, qui sont à peu près imperméables à l'air, constituent d'excellents vêtements dans les pays très froids.

Les vêtements rendus imperméables à l'aide d'une dissolution de caoutchouc dans le sulfure de carbone préservent parfaitement de la pluie ; mais, d'autre part, ils empêchent l'exhalation de la transpiration et concentrent l'humidité.

Personne n'ignore que les vêtements fabriqués avec des tissus à la fois très épais et très légers donnent la sensation de la chaleur, tandis que les

vêtements fabriqués avec des tissus à la fois très
minces et serrés donnent la sensation du froid.
Rumford a établi, en outre, que le refroidissement
est d'autant moins rapide que le tissu enveloppant
a plus de laxité, de mollesse et d'épaisseur. C'est
ainsi que le lin tissé en toile mince et à mailles
fines et serrées conduit très bien le calorique et
tend à rapprocher la température du corps de la
température de l'air ambiant, tandis que la laine
tissée à larges mailles isole le corps et lui conserve sa chaleur.

La couleur des tissus n'est pas indifférente au
point de vue du calorique. Dans une série d'expériences, et avec un thermomètre à air gradué de
un dizième de pouce en série descendante et dont
la boule avait été successivement teintée de
nuances différentes, Stork a constaté que dans le
même espace de temps, la boule se refroidissait
différemment. Ainsi, dans le même espace de
temps,

La boule colorée en noir			est descendue de	1 à 83
—	—	brun-foncé	— —	1 71
—	—	rouge-orange	— —	1 58
—	—	jaune	— —	1 53
—	—	blanc	— —	1 13

Dans une autre série d'expériences, et pour
laisser monter de 10° à 70° la liqueur d'un thermo-

mètre dont elle entourait la boule, la laine noire a mis 4 minutes 45 secondes, la laine vert foncé 5 minutes, la laine écarlate 5 minutes 30 secondes, la laine blanche 8 minutes.

La conclusion de ces expériences est que la laine colorée est plus perméable à la chaleur que la laine blanche.

En somme, les vêtements de laine blanche, faits avec une étoffe souple, moelleuse, légère et épaisse en même temps, sont les plus mauvais conducteurs du calorique, ceux qui soustraient le mieux le corps à l'influence de la température extérieure.

Les vêtements blancs étant ceux qui ont le moindre pouvoir absorbant et le moindre pouvoir émissif, le burnous en laine blanche et le turban des Arabes sont parfaitement appropriés à la chaleur torride des journées et à la température glaciale des nuits sous le ciel africain. Dans nos climats, où nous redoutons le froid plus que la chaleur, il convient, au contraire, de porter en règle générale des vêtements de laine foncée qui auront le double avantage de conserver la chaleur du corps et d'absorber la chaleur solaire. En allant du plus au moins, les couleurs se rangent, d'après leur pouvoir absorbant, dans l'ordre suivant : noir, bleu, vert, rouge, jaune, blanc.

Plus un tissu est apte à se charger d'humidité, moins il est chaud ; promptement imprégné d'humidité, il tend à s'en débarrasser par l'évaporation, d'où résulte un refroidissement très rapide. M. Coulier s'est livré, à cet égard, à d'intéressantes recherches. Il a constaté que l'eau absorbée par les différentes étoffes se partage en deux parties : l'une, hygrométrique, imprègne le tissu sans se laisser reconnaître par le toucher et sans se laisser chasser par l'expression ; l'autre, qui est une eau d'interposition, obstrue les pores, est perceptible à la main et est expulsée par l'expression.

La puissance hygrométrique varie suivant la matière qui constitue une étoffe. Elle va en augmentant dans l'ordre suivant : 1° coton, 2° toile, chanvre, 3° laine.

La laine, pouvant soustraire au corps une forte proportion de liquide sans perdre de sa souplesse et de sa conductibilité, et sans rendre ce liquide par évaporation de manière à produire un refroidissement brusque, est donc, au point de vue hygrométrique comme aux autres, une excellente substance vestimentaire.

Ajoutons que M. Coulier a constaté, au cours de ses expériences, que l'eau d'un corps humide est soustraite bien plus rapidement à l'état d'eau hygrométrique par une étoffe que par l'air à l'état de vapeur d'eau.

Il est évident que le vêtement devra être approprié aux circonstances d'âge et de sexe.

L'enfant qui vient de naître produisant fort peu
de calorique, il est indispensable de l'entourer de
vêtements chauds ; on choisira donc pour lui des
étoffes souples, moelleuses et mauvaises conductrices de la chaleur. Les langes chauds et fréquemment renouvelés sont excellents. Les maillots
étroits devront être proscrits ; ils emprisonnent le
corps, maintiennent les membres dans une position fixe, compriment le thorax et l'abdomen, empêchent le développement.

Pendant l'adolescence, la production de calorique
est suffisante pour qu'il soit inutile de faire usage
de vêtements très chauds ; la laine peu épaisse est
alors ce qui convient le mieux.

L'âge adulte s'accommode, en général, de toutes
sortes de vêtements ; il a acquis l'habitude des
variations de température, et, moyennant quelques
précautions, leur résiste sans en souffrir.

Les vieillards se rapprochent des enfants ; leur
corps subit toutes les influences de la température
ambiante. Ils devront donc se vêtir chaudement.

CHAPITRE II

LE LINGE DE CORPS

Sous ce titre, nous comprenons : la flanelle, la chemise, les caleçons et les bas.

1° *La flanelle.* — Elle a encore quelques détracteurs, paraît-il ; mais leur nombre va en diminuant sans cesse.

Que l'usage de la flanelle ne soit pas d'une nécessité absolue, c'est admissible peut-être ; mais il est certain qu'il est éminemment hygiénique. Que de rhumes, de bronchites, de fluxions de poitrine la flanelle n'a-t-elle pas évités ? combien de personnes n'a-t-elle pas préservées de rhumatismes ?

On sait que l'action du froid et de l'humidité sur la peau a pour effet d'en modifier les fonctions et de réduire à son minimum le produit de l'exhalation cutanée. Par suite de cette réduction, et en vertu de la loi de balancement des sécrétions, l'exhalation pulmonaire est augmentée et les fonctions des poumons redoublent d'activité. Chez les personnes qui jouissent d'une santé parfaite et n'ont aucune prédisposition morbide, cet accroissement d'activité n'a d'autre inconvénient que de rendre l'appareil respiratoire plus impressionnable ; mais pour quiconque est sujet aux rhumes et à tout leur attirail de complications, l'influence de l'humidité et du froid sur la peau peut déterminer des maladies graves. C'est pour éviter l'éclosion de ces maladies qu'il faut recommander l'usage des gilets de flanelle.

Rien n'est plus simple à comprendre et rien ne saurait être plus concluant.

« Mais, dira-t-on, pourquoi m'obligerais-je à porter de la flanelle, dont le contact m'est désagréable, puisque ma santé est excellente et que je ne m'enrhume jamais ? »

La réponse est facile : d'abord, le désagrément du contact de la flanelle sur la peau ne dure pas ; puis, si vous vous portez bien aujourd'hui, rien, hélas ! ne vous garantit que vous vous porterez bien demain, — ou un peu plus tard.

« Mais, dira-t-on encore, est-il bien nécessaire que je me couvre de flanelle pendant les chaleurs de l'été ? »

Assurément, répliquera l'hygiéniste, pour absorber la transpiration et laisser votre corps en état de siccité.

En deux mots, nul, parmi ceux qui portent de la flanelle, ne s'en plaint ; beaucoup, parmi ceux qui n'en portent pas, regrettent amèrement un jour ou l'autre d'en avoir rejeté l'emploi.

Et vous, madame, vous qui allez dans le monde, ferez-vous valoir contre mes arguments que vous êtes obligée de vous décolleter ? — Hélas ! je le sais, la coquetterie féminine est l'ennemie de l'hygiène. Cependant nous pourrions peut-être nous entendre, ou, au moins, ne pas nous brouiller complètement grâce à des concessions réciproques. Vous voulez vous décolleter pour le bal ? Soit ! Portez une flanelle tout de même ; vous la rabattrez quand vous pénétrerez dans le temple de la danse, et vous la relèverez quand vous en sortirez. De cette manière, vous serez à peu près garantie contre les surprises du froid.

2° *La chemise.* — La chemise est destinée à préserver le corps du frottement des vêtements et à absorber les produits de la sécrétion cutanée. Si la chemise de toile est plus solide et plus fraîche, elle expose plus facilement aux refroidissements, lorsqu'on est en transpiration ; la chemise en coton est préférable, parce qu'elle garde mieux contre le froid et les changements brusques de température et parce que pendant les fortes chaleurs elle absorbe mieux la sueur.

Il faut changer fréquemment de chemise, — deux ou trois fois par semaine au moins, — plus souvent même lorsqu'on est en voyage ou que l'on se trouve dans des conditions d'existence telles que la chemise puisse s'imprégner de poussières et de malpropretés.

On ne doit pas porter la même chemise le jour et la nuit; grâce à un changement le soir et le matin, les produits de sécrétion dont la chemise s'imbibe pendant la période de jour ou de nuit ont le temps de sécher complètement pendant qu'elle n'est pas en contact avec la peau, de sorte que lorsqu'on met de nouveau la chemise, elle a repris toutes les qualités premières.

Les chemises doivent avoir l'encolure assez large pour que les congestions ne soient pas à redouter.

3º *Le caleçon.* — Le caleçon est essentiel au maintien de la propreté des jambes. Sans lui, le pantalon, qu'on ne lave jamais, frotte contre la peau et la salit.

Le caleçon des dames absorbe le produit de l'exhalation cutanée et empêche la poussière de se fixer sur la peau.

Il faut éviter que le caleçon soit attaché à la taille à l'aide d'une ceinture trop étroite.

Pendant l'été, le printemps et l'automne, le caleçon sera en toile de coton ; pendant l'hiver en cachemire fin ou en flanelle. Les personnes rhumatisantes se trouveront bien de l'emploi de caleçons en laine d'agneau.

4° *Les bas.* — Les bas sont destinés, non seulement à empêcher le frottement des pieds contre la chaussure et à protéger les jambes contre le froid, mais aussi à absorber la transpiration causée par la marche,

On fabrique des bas et des chaussettes en fil, en coton, en laine et en soie.

Les bas de fil ne sont guère admissibles que pendant l'été ; encore faut-il leur préférer, même pendant cette saison, les bas de coton.

Les bas de laine ont leurs partisans et leurs détracteurs *et adhuc sub judice lis est.* Dans les deux camps se trouvent des autorités également respectables et également pourvues d'arguments à l'appui de leur opinion. Emettre un avis en pareil cas est peut-être téméraire ; on demande cependant, avec toute l'humilité voulue, la permission de recommander le bas de laine pour l'hiver, surtout aux personnes qui s'enrhument facilement et à celles qui sont sujettes aux rhumatismes articulaires et à la goutte.

Le bas de soie a ses inconvénients; outre qu'il coûte très cher, il est mauvais contre la transpiration. De plus, il se déchire très vite, laisse le pied exposé à certains endroits au contact de la chaussure, la jambe insuffisamment protégée contre le froid.

Depuis quelques années, la mode est aux bas de couleurs. Certaines personnes les ont adoptés par économie, pour ne pas avoir à les changer aussi souvent que s'ils étaient blancs, ce qui est absolument anti-hygiénique; d'autres les portent, parce que telle est leur fantaisie.

Or, il convient de signaler le fait que beaucoup de bas de couleur sont mauvais pour la santé. Les bas rouges et violets, teints à la coralline et à l'aniline, sont particulièrement dangereux; les autres le sont moins sans doute, mais ils le sont encore.

Il y a quelques années, le docteur Tardieu communiqua à l'Académie de médecine un cas pathologique qu'il sera bon de rappeler ici. Un jeune homme était allé le consulter pour une éruption vésiculeuse très aiguë et très douloureuse, siégeant aux deux pieds, et qui aurait pu être prise pour un eczéma. Mais cette éruption offrait ceci de particulier qu'elle était exactement localisée à la partie du pied recouverte par la chaussure. Là, la peau était violemment enflammée, tuméfiée, d'une rougeur uniforme sur laquelle se détachaient d'innom-

brables petits vésicules, qui, en certains points,
se réunissaient pour former de larges cloches rem-
plies d'un liquide purulent. L'éruption était accompagnée de malaise général, de fièvre, de mal de
tête et de mal de cœur. A certains symptômes, le
docteur Tardieu crut reconnaître que l'affection
était due à une cause toute locale. Il fit analyser
les chaussettes de son malade, et on trouva que
dans ces chaussettes, à fond violet rayé de rouge
vif, la couleur violette provenait de l'aniline et la
couleur rouge de la coralline. Les accidents obser-
vés chez son malade étaient dus à ces substances
toxiques.

Les bas doivent être confectionnés et choisis de
telle manière qu'ils maintiennent toutes les parties
de la jambe sans en comprimer aucune. Les bas
dont le pied est trop large peuvent faire dans la
chaussure des plis qui occasionnent des blessures
ou des ampoules.

Les jarretières doivent être larges, élastiques et
placées au-dessus du genou; les jarretières qui
serrent trop contrarient la circulation du sang.

Les personnes affligées de varices porteront des
bas élastiques Le Perdriel, qui se recommandent
par leur extrême souplesse, leur perméabilité à la
transpiration et leur longue durée.

Ces bas sont de deux sortes : les uns, à mailles
fortes, sont élastiques dans le sens circulaire et

longitudinal ; les autres, à mailles tulle, sont élastiques dans le sens circulaire. Les premiers sont destinés aux personnes affligées de grosses varices, ou exposées à de longues marches ou à de grandes fatigues.

CHAPITRE III

LE COSTUME DES HOMMES

N'en déplaise aux amateurs de dictons, en hygiène l'habit fait beaucoup le moine.

D'une manière générale, le costume devra être un peu lâche, suivre les formes du corps, et ne gêner aucun mouvement et aucune fonction. Nous allons appliquer ces règles aux différentes parties du costume.

Le pantalon ne devra être ni trop collant, ni trop large. Vérité de M. de la Palisse, dira-t-on? Non, car la mode, avec ses étranges fluctuations, va d'un extrême à l'autre, et veut, tantôt que le pantalon soit étroit à craquer au premier mouvement un peu violent, tantôt qu'il soit large à flotter avec une ridicule ampleur.

Trop collant, le pantalon gêne les mouvements ; trop large, il laisse pénétrer l'air et ne soutient pas assez les parties génitales.

Le pantalon ne doit pas monter à plus de deux ou trois centimètres au-dessus de la crête iliaque ; l'ancienne mode, d'après laquelle il embrassait le ventre tout entier et même une partie de la poitrine, avait pour effets la compression des organes abdominaux et thoraciques, la gêne dans l'exercice des fonctions digestives, respiratoires et circulatoires, enfin une action favorisant le développement de congestions cérébrales et de hernies.

Pour maintenir le pantalon, l'usage des bretelles est excellent, et bien préférable à celui de la ceinture ou de la boucle serrée. Celles-ci ont plusieurs inconvénients : elle compriment la base du thorax et empêchent son libre développement, gênent les mouvements respiratoires, troublent la digestion, peuvent déterminer des hernies. Toutefois, les personnes asthmatiques et celles qui sont atteintes d'une affection chronique des voies respiratoires, d'une maladie du cœur ou des gros vaisseaux, sont souvent obligées de renoncer à l'usage des bretelles.

De même que le pantalon, le gilet ne devra pas être trop serré à la taille. Il montera assez haut pour protéger la poitrine contre le froid.

Les gilets de soirée, très ouverts, sont naturellement très dangereux ; mais la mode a des exigences contre lesquelles l'hygiène proteste en vain.

La redingote, lorsqu'elle ne descend pas au-dessous des genoux, est un vêtement très commode et très convenable ; la jaquette et le veston protègent moins les parties inférieures du tronc, mais n'offrent cependant aucun inconvénient sérieux.

L'habit de cérémonie a le défaut d'être, comme le gilet, beaucoup trop ouvert.

Les pardessus doivent avoir une composition en rapport avec la rigueur de la température ; il ne faut pas les quitter trop tôt ou les prendre trop légers quand revient le printemps.

Les ceintures de laine ou de flanelle, enroulées autour de la base du thorax et de l'abdomen, constituent une protection très efficace contre les brusques variations de température ; il faut seulement éviter de les serrer.

Le chapeau haut de forme est une sotte coiffure : il est lourd, disgracieux, recouvre très incomplètement la tête, préserve très mal les yeux de l'action des rayons solaires, ne protège pas les oreilles, comprime le front, entretient sur la tête la chaleur et l'humidité, occasionne des migraines et des névralgies. Bien préférables sont le chapeau mou à larges ailes pour l'hiver et le chapeau de paille pour l'été.

Dans l'appartement, il ne faut pas se couvrir la tête ; la nuit, il est bon de dormir sans bonnet de coton ou autre couvre-chef analogue. Seuls, les très jeunes enfants et les vieillards chauves ont droit à des immunités : on mettra aux enfants un léger béguin et l'on autorisera les vieillards à porter une calotte. Ceux-ci pourront faire usage pour la nuit du bonnet de coton.

Il faut éviter avec soin de comprimer la tête, de crainte de déformation et même de lésions des organes, des facultés intellectuelles et sensoriales. M. Foville a constaté que l'usage répandu dans le département de la Seine-Inférieure de serrer la tête des enfants avec un bandeau produit des déformations considérables du crâne et des oreilles, aplatissement, rétrécissement, prolongement en arrière de la boîte crânienne, dépression périphérique, brisure brusque de la courbure du frontal et de l'occipital. Quant à l'oreille, l'ourlet est déformé ; la conque est portée plus en arrière dans son extrémité supérieure, et cette extrémité est pâle, amincie, atrophiée, collée contre la paroi correspondante du crâne. M. Foville n'hésite pas à considérer ces déformations comme une cause fréquente d'aliénation mentale, de suppuration du cuir chevelu, d'engorgement des ganglions cervicaux, de développement variqueux des veines de la tête, de méningite, d'épilepsie, d'imbécillité.

La façon dont la cravate s'introduisit chez nous est assez curieuse. « En 1660, dit Percy, on vit arriver en France un régiment de Croates, dans l'habillement singulier desquels on remarqua quelque chose qui plut généralement et que l'on s'empressa d'imiter : c'était un tour de cou, fait d'un tissu commun pour le soldat et de mousseline ou d'une étoffe de soie pour l'officier, et dont les bouts, arrangés en rosette ou garnis d'un gland ou d'une houppe, pendaient, non sans quelque grâce, sur la poitrine. Cet ajustement nouveau fut d'abord appelé une croate, et bientôt, par corruption, une cravate. »

Il en est des cravates comme de la plupart des vêtements ; ils sont utiles dans de certaines limites, et deviennent nuisibles lorsque l'usage se transforme en abus.

Les cravates trop dures, trop rigides, celles qui sont trop serrées et compriment le cou, ont de sérieux inconvénients, surtout pour les vieillards. Cette compression gène, en effet, la circulation dans les gros vaisseaux du cou, et peut contribuer

à déterminer, soit des congestions, soit des hé-
morrhagies cérébrales.

Ces remarques s'appliquent aux cols de chemise; les cols droits, raides et hauts, sont anti-
hygiéniques. Il faut leur préférer les cols rabattus,
un peu larges, qui laissent au cou toute sa liberté.

Proscrivez les cache-nez et foulards de toutes
sortes; ce sont les pourvoyeurs du rhume et de
l'angine, de la pharyngite et de la laryngite.

Les gants ménagent la souplesse et la finesse de
l'organe du tact; de plus, ils protègent la main
contre les froids rigoureux et préviennent les en-
gelures, les érosions et les fissures.

Les chaussures pointues, faites comme si le
troisième orteil était le plus grand, sont anti-na-
turelles; il suffit de regarder son pied pour reconnaître que le gros orteil est plus long que le second et que les autres vont en diminuant jusqu'au
cinquième. Sous l'influence des chaussures pointues, les pieds se déforment, les orteils se rapprochent, ne restent plus sur le même plan et che-
vauchent plus ou moins les uns sur les autres
suivant que la pointe est plus ou moins accusée.

Les chaussures trop courtes entraînent aussi des
déformations des orteils, qui se replient vers la
face plantaire et deviennent crochus.

Les chaussures trop étroites occasionnent des durillons, des cors, des œils-de-perdrix, des ongles incarnés ; les chaussures en pointe ou trop courtes peuvent déterminer les mêmes accidents.

Une bonne chaussure normale doit avoir exactement la forme du pied et être ample pour ne pas le gêner. La semelle doit être épaisse, en cuir très sec, bien battu, bien ferme, bien résistant, imperméable, large et d'une longueur dépassant un peu celle du pied. L'empeigne doit être en cuir souple, pour éviter les froissements douloureux et les écorchures pendant la marche. Enfin le talon doit être large, plat, à peine incliné en avant, et d'une hauteur maxima de deux centimètres.

Les sabots de bois sont secs et mauvais conducteurs du calorique ; mais leur dureté et leur inflexibilité gênent le pied. Ils exposent à des lésions épidermiques, déterminent un épaississement considérable de la peau, dont ils émoussent par suite la sensibilité ; enfin ils rendent fréquentes des chutes qui peuvent être suivies d'accidents plus ou moins graves.

CHAPITRE IV

LE COSTUME DES FEMMES

La disposition générale des vêtements de la femme est essentiellement défectueuse. Les robes et les jupons, ouverts par le bas et flottants, laissent agir sur les parties inférieures le froid et l'humidité. Or, comme le remarque très justement Becquerel, « qui pourrait affirmer que les nombreux dérangements de la menstruation et les affections de l'utérus qui atteignent la femme après la puberté ne sont pas le résultat de l'action de ces agents physiques ? » Au moins, puisqu'il ne saurait être question de supprimer les robes et les jupons, — ou plutôt de les remplacer par des vêtements plus hygiéniques, — faut-il que les femmes portent toujours des caleçons.

Si la robe laisse agir le froid sur les parties

inférieures du corps, le corsage décolleté le laisse
agir plus librement encore sur les parties supérieures. Tous les hygiénistes sont d'accord pour
reconnaître que le corsage décolleté engendre
plus d'angines, de laryngites, de bronchites, de
pneumonies et de pleurésies que toutes les autres
causes réunies de ces maladies, et qu'il est, de
plus, un des meilleurs agents du développement
de la phtisie pulmonaire.

La coiffure de la femme relève des caprices de
la mode, non des indications de l'hygiène. La
forme des chapeaux varie à peu près à chaque
saison, et on ne lui demande que d'être gracieuse.
Heureusement, il n'y a là rien de bien grave ; la
longue et épaisse chevelure qui couvre la tête de
la femme sert d'une manière efficace à l'abriter
contre le froid et à la soustraire à l'influence des
brusques variations atmosphériques.

Les talons hauts, auxquels ne veulent pas renoncer nos élégantes, sont excessivement dangereux. Ils déplacent le centre de gravité du corps,
qui se trouve penché en avant. Les femmes
marchent avec difficulté, en sautillant, le dos
tendu et la tête courbée en avant, parce que le
poids du corps porte sur les orteils. Le moindre
obstacle leur fait faire des faux pas qui peuvent

entraîner des entorses, des luxations et même des
fractures. Leurs pieds sont gonflés et douloureux
après une marche un peu longue ; leurs mollets
s'atrophient. Enfin, et ceci est plus grave encore,
les talons trop hauts entraînent chez la femme des
déviations de la matrice.

Arrivons au corset, — au *carcere duro*, comme
l'appelle le docteur Lanteirès.

Un célèbre orthopédiste, M. Bouvier, a résumé
les inconvénients et les dangers du corset, dont
voici la liste, incomplète suivant lui :

« Excoriations au voisinage des aisselles, gêne
de la circulation veineuse des membres supérieurs,
accidents résultant de la compression du plexus
brachial; aplatissement, froissement des seins et
maladies diverses des ganglions lymphatiques et
des glandes mammaires ; affaissement, déformation ou excoriations des mamelons; difficulté extrême de certains mouvements ; affaiblissement
et atrophie des muscles comprimés ou inactifs;
abaissement et rapprochement permanents des
côtés inférieures ; rétrécissement de la base du
thorax ; réduction des cavités de la poitrine et de
l'abdomen ; refoulement du diaphragme ; compression des poumons, du cœur, du foie, de l'estomac
et des autres viscères abdominaux, surtout après
le repas, d'où gêne plus ou moins grande de la

respiration et de la parole ; aggravation des moindres affections pulmonaires ; disposition à l'hémoptysie ; palpitations de cœur, syncopes, difficulté du retour du sang veineux au cœur ; embarras dans la circulation de la tête et du cœur ; congestions fréquentes aux parties supérieures ; efforts musculaires difficiles ou dangereux ; lésions des fonctions digestives ; gastralgie, nausées, vomissements ; réduction du volume de l'estomac ; lenteur et interruption facile du cours des matières dans l'intestin rétréci ; déformation, déplacement du foie, augmenté dans son diamètre vertical et repoussé vers la fosse iliaque, réduit dans les autres sens, et déprécié, en outre, à sa surface par les côtes, qui s'impriment en quelque sorte dans sa substance ; gêne de la circulation abdominale ; abaissement de l'utérus ; troubles de la menstruation, et, dans l'état de grossesse, disposition à l'avortement, au développement imparfait du fœtus, aux déplacements de la matrice, aux hémorragies utérines. »

Cette liste est longue et terrifiante ; hâtons-nous d'ajouter que tous les dangers dont elle menace seront évités si le corset possède les qualités requises, c'est-à-dire : s'il est convenablement lacé ; si sa pression, partout modérée, est surtout affaiblie vis-à-vis des organes les plus sensibles ou les moins résistants ; si sa laxité ou

son extensibilité est telle qu'il ne mette obstacle
ni au mouvement des côtes et de l'abdomen dans
la respiration, ni à l'ampliation de l'estomac et de
l'intestin dans la digestion ; s'il est assez évasé du
haut pour soutenir les seins sans les comprimer ;
si les épaulettes en sont assez lâches et d'une
substance douce et élastique, ou si, mieux encore, on les supprime entièrement ; si les entour-
nures sont assez largement échancrées ; si les
baleines ou les ressorts d'acier fixés entre les
doubles de l'étoffe et destinés à lui conserver sa
forme, à l'empêcher de remonter, de se plisser ou
de faire corde, sont assez peu nombreux, assez
minces, assez flexibles, assez bien disposés pour ne
faire sentir leur pression nulle part et pour ne point
entraver les mouvements ; si le busc est souple, léger, d'une courbure convenable, et, mieux encore,
s'il est remplacé par deux baleines étroites, séparées par un tissu élastique; enfin, si le corset tout
entier, embrassant la circonférence du bassin,
trouve autour des hanches un appui solide, suit la
direction naturelle des flancs sans être trop pincé à
leur niveau, et marque la taille sans la contrefaire.

Pourvu qu'il remplisse les conditions qui précèdent, le corset, au lieu de faire du mal, fera du
bien ; mais il faut qu'il remplisse ces conditions.
Alors, les circonstances qui militeront en sa faveur seront nombreuses ; les voici :

A mesure que la femme se développe, les seins prennent du volume et ont besoin d'être soutenus. De plus, lorsqu'une grossesse et un accouchement (et, à plus forte raison, plusieurs) sont venus déformer la taille, les seins et l'abdomen de la femme, il y a nécessité d'y remédier et de ramener artificiellement ces parties à un état qui se rapproche le plus possible de celui où elles étaient primitivement. — En outre, tout en ne sacrifiant nullement la raison à la mode, il faut tenir compte de certaines lois de l'esthétique, et autoriser la femme à se servir des moyens de se rendre belle, pourvu que ces moyens soient inoffensifs. — Enfin, il faut considérer que nos mœurs imposent à la femme des habitudes sédentaires, et que, son système musculaire manquant d'exercice, elle ne peut rester longtemps debout ou faire de longues courses sans éprouver de la lassitude. Grâce au corset, le corps ne s'affaissera pas ou s'affaissera moins, et il supportera mieux la fatigue.

Le corset doit être formellement proscrit avant l'établissement de la puberté, pendant la grossesse et pendant l'allaitement.

CINQUIÈME PARTIE

LES TEMPÉRAMENTS

ET

LES HABITUDES

CHAPITRE PREMIER

LES TEMPÉRAMENTS

C'est Hallé qui a défini les tempéraments « des différences entre les hommes, constantes, compatibles avec la conservation de la vie et de la santé, dues à une diversité de proportion et d'activité entre les différentes parties du corps, et assez importantes pour modifier l'économie. »

On distingue quatre tempéraments : 1° le tempérament sanguin ; 2° le tempérament lymphatique ; 3° le tempérament nerveux ; 4° le tempérament bilieux.

1° *Tempérament sanguin.* — Ce tempérament est caractérisé par l'activité de la circulation, par le développement du système capillaire et par la vive coloration de la peau et des muqueuses. C'est le plus hygiénique et le plus favorable à la santé. Les individus qui en sont doués ont, en général, une grande force musculaire, une intelligence ouverte et beaucoup d'imagination. Chez eux, les maladies donnent lieu à une réaction fébrile violente ; elles ont d'ordinaire une invasion franche, des symptômes bien accusés et une marche régulière aboutissant dans la majorité des cas à la guérison.

Il est généralement admis que le tempérament sanguin prédispose aux phlegmasies et aux hémorragies. Cette opinion n'a guère de respectable que son antiquité et le grand nombre de ses adeptes ; aucune argumentation scientifique ne saurait l'établir.

Les personnes à tempérament sanguin ne doivent employer les émissions sanguines qu'avec sobriété, et seulement quand cela est nécessaire. Le temps des saignées à propos du moindre malaise est heureusement passé, et il faut espérer qu'il ne reviendra pas.

L'alimentation sera saine, mais médiocrement abondante et peu excitante ; on évitera les boissons stimulantes, le café et les alcools.

On prendra beaucoup d'exercice, afin de mettre en jeu l'activité du système musculaire et de dépenser le plus possible d'un sang très riche et facilement réparable.

On se gardera de la chaleur et l'on n'habitera pas dans un logement étroit et mal aéré, afin de prévenir les congestions cérébrales.

2° *Tempérament lymphatique.* — Ce tempérament est caractérisé par des cheveux fins, blonds ou rouges, des yeux bleus, une peau fine et blanche, un système pileux peu développé, des chairs molles, des lèvres pâles, un nez et des oreilles d'un volume exagéré, des dents altérées, des joues plaquées de rouge, de grosses mains et de grands pieds. Le système musculaire des lymphatiques est peu vigoureux et leur démarche est nonchalante ; ils résistent mal à la fatigue et transpirent facilement. Chez eux, les maladies sont, en général, rebelles au traitement et ont une tendance à passer à l'état chronique.

Au moral, l'intelligence et l'imagination manquent de vivacité ; les personnes lymphatiques sont apathiques, froides, sans goût pour les arts, rebelles aux émotions ; elles ont une volonté ferme qui dégénère souvent en entêtement, de la ténacité dans le caractère, de la persévérance et de l'opiniâtreté.

C'est sur les lymphatiques que les maladies ont le plus de prise ; ils ont une grande prédisposition aux inflammations aiguës et chroniques des membranes muqueuses et de la peau. Du côté des organes des sens, ils sont sujets aux ophtalmies, aux coryzas, aux otites; du côté du tube digestif, aux angines et aux entérocolites ; du côté de l'appareil respiratoire, aux bronchites. Leur peau est fréquemment le siège d'affections essentiellement rebelles. Ils sont souvent victimes des maladies scrofuleuses et tuberculeuses.

Les règles hygiéniques qui s'imposent aux tempéraments lymphatiques sont les suivantes :

Respiration d'un air pur ; si possible, séjour à la campagne dans un lieu sec et élevé ; habitation saine, sèche, aérée ;

Exercice régulier, en rapport avec les forces;

Alimentation saine, abondante, essentiellement azotée, et cependant mélangée à quelques végétaux frais;

Eviter avec soin l'influence de l'humidité et toutes les causes morbides;

Combattre les affections dès leur début, et, au-

tant que possible, sans avoir recours à des moyens
débilitants.

3° *Tempérament nerveux.* — Ce tempérament
est caractérisé, dit Fleury, par l'irrégularité de
toutes les fonctions, la mobilité et l'excitabilité
excessives du système nerveux. Les muscles sont
grêles, les mouvements brusques et saccadés; le
tissu adipeux est peu abondant ; le visage est ordinairement pâle, mobile, expressif; les yeux sont
vifs ; l'intelligence est prompte, le travail intellec-
tuel facile mais peu soutenu, l'attention incapable
de rester longtemps fixée sur le même sujet, l'imagination ardente; tous les sentiments sont violents,
mais éphémères. Les personnes douées d'un tempérament nerveux très prononcé ont une sensibilité exquise, mais irréfléchie et exagérée ; toujours
en dehors de la réalité, prenant leurs désirs pour
des lois, cédant à la première impulsion, elles sont
généralement très malheureuses : c'est parmi elles
que l'on rencontre les « femmes incomprises » et
les « génies méconnus ». Elles aiment ordinairement les arts, les voyages, le changement, mais
avec caprice et bizarrerie ; chez elles, la folle du
logis bat volontiers la campagne, se livre aux
écarts et aux excentricités. Elles passent, brusquement et sans motif, de la joie à la tristesse et de
l'énergie à l'abattement; au physique comme au

moral, les effets ne sont pas proportionnés aux causes.

Les sens des gens nerveux sont très irritables ; le bruit, la lumière, le frottement les impressionnent désagréablement ; les fonctions digestives et l'appétit sont irréguliers. La circulation est aisément troublée ; à la suite de la moindre émotion, le pouls s'accélère, l'impulsion du cœur augmente, le visage se colore, la respiration se modifie.

Le tempérament nerveux exerce sur la plupart des maladies une action très remarquable ; il produit souvent des troubles qui cachent la nature de l'affection et en rendent le diagnostic très difficile. Il prédispose aux névralgies, à la gastralgie et aux palpitations nerveuses ; il favorise le développement des névroses, — hystérie, épilepsie, hypocondrie, monomanie, hallucinations.

Il faut recommander aux personnes nerveuses :

D'éviter toutes les causes qui mettent en jeu la susceptibilité du système nerveux, et, en particulier, celles qui agissent sur les facultés intellectuelles ;

De vivre, autant que possible, en paix et en joie, avec des habitudes journalières sagement ordonnées pour exercer alternativement les forces du corps et celles de l'esprit ;

D'éviter, avec un soin égal, un régime trop débilitant et un régime trop excitant ;

De prendre fréquemment des bains ;

D'habiter à la campagne et de mener une existence régulièrement active.

4° *Tempérament bilieux.* — Ce tempérament
offre les signes distinctifs suivants : teinte foncée
et même un peu jaunâtre de la peau ; cheveux noirs
et raides ; yeux foncés ou noirs ; système bilieux
abondant ; physionomie prononcée, annonçant la
fermeté et l'intelligence ; muscles vigoureux ;
formes rudes, sans embonpoint ; charpente osseuse
forte ; viscères principaux développés et remplis-
sant énergiquement leurs fonctions ; foie développé ; digestion facile ; passions intenses et durables ; caractère ferme, décidé, persévérant ; am-
bition et opiniâtreté.

Le tempérament bilieux prédispose aux maladies
du foie, dont beaucoup de médecins le considèrent
comme étant le premier signe ou le prodrome
éloigné, aux affections des voies digestives et aux
affections hémorrhoïdales.

Aux personnes bilieuses il faut recommander :

Une sobriété constante ;

D'éviter tout excès de table, toute nourriture
excitante et l'abus des alcools ;

De prendre beaucoup d'exercice ;

De fuir les émotions trop vives ;

D'éviter la constipation.

CHAPITRE II

LES HABITUDES

Ce n'est pas sans raison que l'on a dit : l'habitude est une seconde nature. Grâce a de saines habitudes, déterminées et réglées par la raison et la volonté, on peut arriver à perfectionner considérablement la puissance humaine en général, et en particulier les diverses fonctions de l'individu.

Examinons d'abord ce que peut l'habitude sur les organes des sens.

L'ouïe s'habitue aux bruits qu'elle entend sans cesse, même s'ils sont désagréables, et finit par en être à peine impressionnée; d'un autre côté, la pratique de la musique permet à la longue de distinguer les différences de son les plus légères. Il ne tient donc qu'à nous d'augmenter la finesse de l'ouïe ou son insensibilité. En le voulant, nous

arriverions sans doute à entendre, comme les sau-
vages, un bruit très faible et très lointain, à en
reconnaître la nature et l'origine. Inversement,
quand nous aurons passé six mois — plus ou moins,
suivant les cas — dans un milieu bruyant, ce milieu nous semblera parfaitement calme.

Le goût peut également être modifié. On réus-
sit sans trop de difficultés à vaincre la plupart
des répugnances, et, inversement, on parvient à
augmenter la vivacité des sensations que produisent les aliments et les boissons. Il n'est personne qui ne puisse s'habituer à l'huile de foie de
morue; et, d'autre part, les commerçants en vins
distinguent immédiatement au goût la nature, l'âge
et la provenance d'un vin.

L'odorat finit par supporter avec indifférence
l'impression de substances désagréables, ou bien
on peut accroître considérablement sa délicatesse.
C'est ainsi qu'il est aisé aux personnes qu'incommode fortement l'odeur du tabac de s'y accoutu-
mer au point de ne plus le sentir, et que, inversement, les parfumeurs reconnaissent immédiatement les diverses essences qui entrent dans la
composition d'un parfum.

Il en est de même de la vue et du toucher.

Ainsi, l'habitude est susceptible de deux résultats opposés : elle peut sensibiliser et insensibiliser.
Il appartient, par suite, à chacun de nous d'exercer

sa volonté et sa patience dans une direction telle que nous nous adaptions mieux au milieu' dans lequel nous sommes appelés à vivre et aux conditions de notre existence.

Entrons, à ce sujet, dans quelques détails.

A un moment donné, notre corps est capable de produire une certaine somme de travail ; mais si nous venons à céder à la paresse, nous serons, au bout de quelque temps, incapables de réaliser cette somme de travail, tandis que si nous nous soumettons à un sage entraînement, il nous sera possible, sans encourir un excès de fatigue, d'atteindre à une somme de travail plus considérable.

Ce que nous disons des travaux du corps s'applique, du reste, aux travaux de l'esprit.

L'habitude comporte donc un entraînement. Or, l'entraînement, tout le monde le sait, manque le but, s'il veut procéder par secousses. Lorsqu'on prépare un cheval à une course, on ne lui fait pas franchir, au début de ses exercices, toute la distance qu'il aura à parcourir au jour de l'épreuve ; de plus, on ne lui demande pas de donner d'abord toute sa vitesse. En agissant de la sorte, on craindrait d'arriver à un résultat opposé à celui que l'on se propose. C'est, je crois, Leibnitz qui a dit : *Natura non facit saltus,* la nature ne fait pas de sauts ; il convient de l'imiter et d'agir progressivement au lieu d'agir brusquement.

Les professeurs de gymnastique se gardent bien de donner aux novices des haltères lourdes à manier; ils commencent par leur faire soulever des haltères légères et augmentent progressivement leur poids. C'est de cette façon que l'on arrive à porter à bras tendu des charges énormes. Il ne faut pas croire que les hercules des cirques et des foires doivent uniquement à leur puissance musculaire la facilité avec laquelle ils jonglent avec des poids de vingt kilos; ils ont dû, avant d'atteindre ce but, s'exercer longuement : c'est surtout l'habitude qui fait leur force.

Ajoutons que ce qui est vrai pour la force est également vrai pour l'habileté; La Fontaine l'a dit : C'est en forgeant qu'on devient forgeron.

La voix peut être perfectionnée par l'exercice de la parole et par celui du chant; il n'est pas jusqu'aux vices de prononciation que l'on n'arrive à corriger.

Le sommeil et la veille sont essentiellement des phénomènes que l'on peut soumettre à l'habitude. On s'accoutume à dormir peu ou beaucoup, à se coucher et à se lever à certaines heures; et quand un pli est pris, on ne saurait s'y soustraire sans de graves inconvénients. L'exercice des facultés intellectuelles est absolument soumis à l'entraînement; l'exercice des professions est une affaire d'habitude. L'éducation n'est pas autre chose qu'une série d'habitudes méthodiques.

Et l'hygiène, elle-même, ne repose-t-elle pas sur les habitudes? n'agit-elle pas par elles? vise-t-elle autre chose qu'elles?

Prendre de bonnes habitudes et rompre avec les mauvaises, c'est en cela que se résume la science de la vie.

Certaines habitudes par le fait seul de leur existence, d'autres par leurs excès, peuvent déterminer le développement d'affections morbides.

Dans l'appareil digestif, par exemple, l'habitude de trop manger, non seulement fatigue l'estomac et provoque des maladies spéciales, mais encore agit sur l'ensemble de l'organisme, et produit, soit une pléthore sanguine accidentelle, soit un embonpoint exagéré, et toutes les conséquences des deux états; d'un autre côté, l'habitude de manger trop peu débilite l'économie, amène l'amaigrissement et favorise l'action des causes morbides. L'usage continu d'aliments trop excitants provoque des gastralgies ou des gastrites chroniques, tandis que l'usage continu d'aliments trop peu nourrissants ou trop peu stimulants engendre des dyspepsies.

Les habitudes qui exercent une influence bienfaisante sur la santé sont le résultat en même temps que la base d'une hygiène bien entendue; elles reposent, en général, sur l'équivalence entre l'épargne et la dépense.

Les habitudes malsaines ou dangereuses se prennent malheureusement avec plus de facilité et plus vite que les habitudes salutaires ; de plus, elles ont une terrible persistance. Pour les déraciner, il est nécessaire de tenir compte des circonstances d'âge, de sexe et de tempérament; on mettra ensuite en pratique les préceptes suivants :

1° Si l'habitude est absolument vicieuse et funeste à l'individu, il faut chercher à la supprimer immédiatement et employer à cet effet des moyens héroïques.

2° Si l'habitude est profondément enracinée, ce n'est que progressivement que l'on réussira à la faire disparaître. Même, dans certains cas, il serait dangereux d'avoir recours à un traitement radical ; c'est ainsi, par exemple, que chez les alcooliques la suppression immédiate et complète des boissons fermentées pourrait avoir de graves inconvénients.

3° Lorsqu'une habitude fàcheuse dépend des fonctions des organes des sens ou de la vie de relation, il faut chercher à la remplacer par une autre plus convenable.

13.

CHAPITRE III

LES EXERCICES DU CORPS

Ce n'est pas à cette époque où la gymnastique et les jeux athlétiques ont été inscrits dans les programmes d'éducation qu'il y a lieu de défendre les exercices du corps contre les quelques détracteurs qu'ils peuvent avoir. Ce qui importe, c'est de donner les conseils d'hygiène relatifs à la pratique de ces exercices.

L'adolescence est la période pendant laquelle la gymnastique (par gymnastique nous entendons tous les exercices) est le plus utile ; elle sert alors à l'éducation des sens et à celle du système locomoteur.

A l'époque de la puberté, elle a pour effet de répartir sur tous les muscles la sève exubérante qui

tend à se concentrer vers les organes de la géné-
ration et à prévenir les habitudes que l'excès de
sensibilité de ces organes détermine trop souvent.
Ni la morale, ni les menaces, ni les châtiments,
ni les entraves ne réussissent à combattre efficacement ces funestes tendances ; c'est dans la fatigue
des membres et une violente excitation musculaire
qu'on trouve les seuls moyens de les empêcher de
se manifester ou de les détruire.

Dans l'âge adulte, les exercices du corps sont
encore utiles ; ils ont pour effets de maintenir
l'équilibre dans toutes les parties de l'organisme
et d'éviter les concentrations vitales qui pourraient
avoir lieu vers les viscères ; ils sont surtout nécessaires pour les personnes obligées à des occupations sédentaires.

Enfin, un exercice modéré convient même aux
vieillards ; il rend plus facile le jeu de leurs organes et sollicite l'action des fibres dont la sensibilité est émoussée.

Mais si les avantages de l'exercice sont extrêmes,
ses abus sont très dangereux ; et il est indispensable de régler la dépense de forces suivant l'âge,
le sexe et le tempérament du sujet. De plus, il
faut dans la pratique de la gymnastique une gra-
dation qui supprime l'effort violent et ne provoque
aucun trouble.

Il n'est point indifférent de se livrer à un exercice à telle heure ou à telle autre, et dans un costume quelconque.

L'homme, s'il porte des bretelles, doit les retirer et pratiquer en bras de chemise, sans cravate et le cou bien libre. Le maillot tricoté en laine est préférable. Quant aux chaussures, celles sans talons sont les meilleures, parce qu'elles permettent au corps de se maintenir plus sûrement d'aplomb.

La femme doit revêtir un costume dans le genre de ceux que l'on porte aux bains de mer : blouse, pantalon, ceinture souple, le tout très simple et en laine ou en mérinos. Le corset sera supprimé.

Les personnes d'âge mûr, les rhumatisants et les gens nerveux prendront de l'exercice avant le second déjeuner ou avant le dîner ; les gens obèses, goutteux ou sanguins, le matin, à jeun ; les lymphatiques, les anémiques et les diabétiques, le soir, avant le dîner. En règle générale, il faut que l'exercice précède d'une heure environ le repas à venir et qu'il y ait trois heures écoulées depuis le repas précédent ; toutefois les enfants et les gens très bien portants feront bien de s'habituer à pratiquer la gymnastique à toute heure, afin d'être toujours prêts à réaliser un effort et à supporter sans défaillance les épreuves que l'avenir leur réserve peut-être.

Après les exercices, surtout pour les personnes qui prennent une douche à la suite de la séance, une courte promenade est excellente pour rétablir l'équilibre dans le fonctionnement de l'organisme.

Il ne faut faire que ce que l'on peut. Tout exercice qui demanderait des efforts trop considérables doit être réservé ; la gymnastique n'a jamais pour but d'accabler.

Ne pas se préoccuper cependant des quelques courbatures légères que peut occasionner pendant les premiers jours une série de mouvements. Ces courbatures ne sont, en somme, que des phénomènes naturels et nécessaires, indiquant le travail de rénovation qui s'accomplit dans l'organisme. C'est seulement dans le cas où elles persisteraient et seraient accompagnées de fièvre qu'il faudrait suspendre l'exercice pendant quelques jours.

Il nous reste à passer en revue les différentes gymnastiques auxquelles le corps peut être utilement soumis.

La marche rapide est un exercice excellent, qui anime la circulation et la respiration, et par conséquent toute la vie organique. Les membres inférieurs en bénéficient surtout. La simple promenade convient principalement à la vieillesse et à la femme ; mais afin qu'elle produise tout le bien désirable, il faut qu'elle soit assez prolongée pour amener de la chaleur à la périphérie, assez accélérée pour produire une douce moiteur, et qu'elle soit, autant que possible, suivie de frictions énergiques qui préviendront les refroidissements. Il est bon d'habituer la jeunesse à marcher avec un fardeau, qui sera augmenté au fur et à mesure de l'accroissement progressif des forces.

La course est très utile à la jeunesse. Elle active les fonctions de la peau en provoquant la sueur et produit avec le temps un supplément de vigueur. Avoir soin de bien graduer la vitesse et la longueur de l'espace à parcourir ; ne pas négliger les frictions.

Le saut rentre tout spécialement dans la classe des efforts qui ne se recommandent qu'à la jeunesse et qui réclament la puissance de l'habitude.

Rien n'est plus recommandable que la chasse ; elle nécessite une marche accélérée avec un fardeau, elle exerce sans fatigue la vue et l'ouïe.

Très salutaires sont aussi l'escrime, le patinage, la pratique du vélocipède, l'équitation et la natation.

La danse est excellente si on s'y livre dans la journée et dans un lieu bien aéré ; mais elle est anti-hygiénique pendant les heures de la nuit, dans un salon où l'air est forcément vicié.

La gymnastique proprement dite est peut-être le meilleur de tous les exercices du corps ; elle sait mettre en jeu les muscles des bras, des jambes et du tronc, elle favorise admirablement le dévelop-

pement harmonique de toutes ces parties. Il est bon
de la pratiquer dans un gymnase, où les exercices
en commun excitent l'émulation et augmentent le
plaisir.

Il est des conditions dans lesquelles on éprouve
une langueur qui semble invincible ; mais c'est
alors qu'on répugne le plus à l'exercice qu'il convient de faire de constants efforts pour vaincre
cette fâcheuse disposition. Les personnes affaiblies
doivent redoubler d'énergie pour surmonter leur
paresse. Quand une constitution est détériorée, la
médecine est impuissante à lui rendre sa vigueur
première ; c'est au médecin de la santé, c'est-à-dire
à l'hygiène, à agir, et son action sera dans la plupart des cas efficace, si elle est secondée par une
volonté persévérante et si on ne laisse pas écouler
sans rien tenter un temps irréparable.

Nous ne terminerons pas ces considérations sans
entrer dans quelques détails relatifs à l'entraînement.

L'entraînement ne consiste pas seulement dans
la pratique de l'exercice particulier en vue duquel
il est subi ; il s'opère aussi par le régime.

On peut dire qu'en général les combats de
boxeurs ne compromettent pas leur santé et leur
vie. Une force prodigieuse, une adresse singulière,
une insensibilité aux coups qui dépasse toute

croyance, telles sont les caractéristiques de ces hommes, assurément fort différents du commun des mortels. Comment se sont-ils ainsi modifiés ? Est-ce par l'habitude des combats ? On pourrait le croire, en se fondant sur le fait que le corps s'endurcit aux coups et à la fatigue. Pourtant il n'en est pas ainsi ; et la preuve, c'est que les débutants, ceux qui s'essaient pour la première fois, sont aussi forts et aussi insensibles que les vétérans. En réalité, les pugilistes se font, pour ainsi dire, un nouveau corps et de nouveaux organes, au moyen d'une éducation spéciale, d'un régime particulier.

En 1740, le fameux boxeur Broughton fut, après seize années de victoires, battu pour avoir négligé de se soumettre à l'entraînement. Il reçut un coup sur le front et un tel gonflement se produisit aussitôt qu'il lui fut impossible d'ouvrir les yeux. On cite encore un combat célèbre qui eut lieu, en 1811, entre le boxeur Crible et le nègre Molineaux. Celui-ci était d'une stature colossale et d'une force herculéenne ; il refusa de se préparer. Crible, au contraire, se trouvait dans des circonstances défavorables ; il était gras et pesait 188 livres. Après un entraînement de trois mois, il fut réduit à 152 livres. L'issue du combat ne fut pas longtemps douteuse ; la face de Molineaux devint le siège d'une tuméfaction considérable et le nègre dut renoncer à la lutte et s'avouer vaincu.

Les préceptes de l'entraînement peuvent être rangés sous huit titres : 1° évacuants ; 2° alimentation ; 3° exercice ; 4° soins de la peau ; 5° air pur ; 6° influences morales ; 7° abstinence vénérienne ; 8° abstinence alcoolique.

1° *Évacuants*. — Au début de l'entraînement, un ou deux purgatifs sont nécessaires ; mais ces purgatifs doivent être légers et ne pas occasionner de secousse dans l'organisme.

2° *Alimentation*. — On boira peu, et de préférence du vin rouge étendu d'eau. On adoptera pour base de l'alimentation solide le bœuf et le mouton grillés ; on supprimera le laitage et les fromages, le veau et l'agneau. Point d'aliments épicés ni de viandes conservées ; peu de farineux, du pain rassis de préférence au pain frais. Mâcher avec soin.

3° *Exercice*. — Sa pratique s'impose évidemment ; elle sera graduée avec prudence.

4° *Soins de la peau*. — Ces soins ne consistent pas seulement en bains de peu de durée, pris à une faible température ; ils comportent aussi des frictions énergiques répétées à chaque suée en changeant de flanelle. Ces frictions doivent être pratiquées avec des linges rudes (une serviette éponge, par exemple), ou avec des brosses ; on les fait suivre d'un massage avec la main enduite d'un peu d'huile d'olive. — L'état parfait de la peau et son extrême sensibilité aux étincelles électriques sont les attributs d'une excellente santé.

5° *Air pur*. — Sa nécessité est manifeste.

6° *Influences morales*. — Ces influences jouent dans l'entraînement un rôle plus important qu'on ne pourrait le croire *à priori*. Il faut éviter les préoccupations tristes, la colère, l'envie et la contention d'esprit trop soutenue ; combattre ses passions, vivre en paix et en joie.

7° *Abstinence vénérienne*. — Elle est indispensable, cela va sans dire.

8° *Abstinence alcoolique*. — Elle s'impose ; rien n'est en effet, plus contraire à la conservation et au perfectionnement de la santé que l'abus des liqueurs fortes.

Veut-on maintenant savoir quels sont les effets d'un pareil entraînement suffisamment prolongé ? Les voici :

Les membres ont augmenté de volume ; les

muscles sont durs, saillants et très élastiques.
L'abdomen est effacé, la poitrine saillante ; la
respiration est ample, profonde et capable de
longs efforts. La peau est devenue très ferme,
lisse et transparente ; sa coloration est uniforme,
ce qui prouve que la circulation s'exécute avec
une régularité parfaite. Les portions de la peau qui
recouvrent la région axillaire et les côtés de la
poitrine ne tremblotent pas pendant les mouvements des bras : elles paraissent, au contraire,
complètement adhérentes aux muscles sous-
jacents.

Vous, monsieur, qui venez de lire ce qui précède, et qui, je l'espère, êtes dans un état de
santé satisfaisant, entraînez-vous pendant quelque
temps, si vous le pouvez ; vous constaterez ensuite, je vous l'assure, non seulement que vous
vous portez admirablement, mais que vous avez
acquis un accroissement considérable de vigueur
et de bien-être. Vivre vous semblera meilleur.

CHAPITRE IV

LES APPÉTITS SENSUELS

Le précepte latin : *Utere, non abutere* (usez, n'abusez point) n'est pas seulement un postulatum philosophique, bon en théorie, mais négligeable dans la pratique ; c'est un précepte qui s'applique à la vie physique aussi bien qu'à la vie morale, et qui veut être obéi sous peine d'une altération de la santé.

Il est singulier que les passions instinctives et les appétits sensuels qu'elles excitent ne soient jamais destructives de la santé des animaux, et le soient, au contraire, de celle de l'homme. Le but de ces passions est, chez nous, essentiellement conservateur ; cependant elles atteignent rarement leurs fins en toute sécurité et deviennent le plus souvent pernicieuses en ouvrant la pente aux excès. L'homme qui s'aime sans avoir de rivaux et qui fait de la sensualité satisfaite l'objet de toutes ses poursuites et de tous ses efforts ruine sa santé ; il se prépare, s'il y arrive, une vieillesse hérissée d'infirmités. Un jour viendra, où il pourra dire comme Mirabeau : « Mes jeunes années, comme des ancêtres prodigues, ont déshérité mes dernières. » Et quels sentiments aura-t-il pour ces ancêtres égoïstes qui auront voulu la jouissance avant tout et auront consumé la santé et la vigueur de leur descendance ?

Montaigne a écrit sur la modération un chapitre dans lequel il traite son sujet avec un rare bonheur d'expressions et d'arguments « Comme si nous avions l'attouchement infect, dit-il entre autres choses, nous corrompons par notre maniement les choses qui d'elles-mesmes sont belles et bonnes. Nous pouvons saisir la vertu de façon qu'elle en deviendra vicieuse, si nous l'embrassons d'un désir trop aspre et violent. On peut et trop aymer la vertu et se porter excessivement en une action juste. A ce biais s'accommode la voix divine : ne soyez pas plus sages qu'il ne fault, mais soyez sobrement sages. J'ay veu tel grand blécer la réputation de sa religion pour se montrer religieux oultre tout exemple des hommes de sa sorte. J'ayme des natures tempérées et moyennes; l'immodération vers le bien mesme, si elle ne m'offense, elle m'estonne et me met en peine de la baptiser. L'archer qui outrepasse le blanc fault comme celui qui n'y arrive pas, et les yeux me troublent à monter tout-à-coup vers une grande lumière comme à dévaler à l'ombre. Il n'est, en somme, aulcune si juste volupté en laquelle l'excès et l'intempérance ne nous soient reprochables. »

La satiété, cette digue si efficace chez les animaux, — du moins chez les animaux qui ne sont pas transformés sous notre domination, — est remplacée chez l'homme par l'impuissance des organes ; et il va souvent jusqu'à cette limite. Tandis que les appétits des bêtes sont bornés à l'usage, nous reculons les nôtres bien au-delà. La Fontaine l'a dit très justement :

> De tous les animaux, l'homme a le plus de pente
> A se porter dedans l'excès.

Parmi les appétits sensuels, ceux qui s'observent le plus fréquemment et déterminent la plus grande somme de mal sont l'ivrognerie et l'ardeur sexuelle.

L'alcool, pris modérément, produit une excitation cérébrale en laquelle réside quelque attrait. Sous son influence, le cerveau fonctionne avec entrain, les idées prennent de la fluidité, la mémoire est docile, les combinaisons de l'imagina-

tion, de l'esprit et du raisonnement sont multiples
et faciles ; en même temps un voile s'étend sur les
réalités et en dissimule les trop habituelles ri-
gueurs, le souvenir des tristesses disparaît momentanément pour céder la place à une douce quié-
tude.

Mais un degré de plus, c'est l'ivresse ; alors l'intelligence s'évanouit et les facultés mentales sont
en désarroi. Un peu plus loin encore, la vie cérébrale tombe dans un affaissement profond ; on est
incapable de mouvements et la mort peut survenir.

Voilà pour l'usage accidentel. Quant à l'ivrognerie chronique, elle aboutit à la disparition de
l'appétit, aux troubles protéiformes de la sensibilité et du mouvement, à l'éréthisme nerveux, à
l'insomnie, aux vertiges, aux tremblements musculaires, à la titubation continuelle, aux accidents
paralytiques, aux convulsions, à l'amaigrissement,
aux maladies de la peau, à l'altération profonde
de l'intelligence, au délire mélancolique, à l'imbécillité, à la démence, à l'impulsion au suicide.
Le tableau n'a rien de fantaisiste ni d'exagéré :
dégradation physique et dégradation morale, telles
sont les conséquences de l'alcoolisme. On s'effraie
du choléra ; l'alcool est un bien autre fléau.

Ce qui augmente encore la gravité du mal, c'est
qu'il n'est pas seulement individuel ; il atteint
l'espèce par l'affaiblissement de la fécondité, la

transmission héréditaire des penchants à l'ivrognerie, la dégradation des formes, la diminution
de la vigueur, l'accroissement des ravages de la
scrofule et de la phtisie, l'élévation du nombre des
aliénés.

Parmi les alcools, ceux dits de bon goût ont
moins d'inconvénients que les eaux-de-vie de
grain, le gin, l'absinthe, etc. Le cognac et le rhum
sont les types de ces boissons dont la sensualité
peut se permettre l'usage accidentel ; les autres,
renfermant de l'alcool amylique ou des huiles
essentielles, exercent sur le système nerveux une
double action délétère.

Les vins contiennent de l'alcool engagé dans
une association chimique bonne pour l'estomac et
la nutrition ; il en est de même de la bière et de
quelques autres boissons. Mais'ïci, encore, il faut,
bien entendu, de la modération. Quant aux breuvages dans lesquels de l'alcool de basse qualité,
sinon frelaté, est mélangé de piment, de poivre,
de gingembre, d'alun et d'autres substances non
moins pernicieuses, leurs effets sont aussi ter-
ribles que rapides ; et malheureusement beaucoup
d'ivrognes, dont le goût est blasé, préfèrent ces
poisons violents aux liqueurs tolérables, et les
réclameraient aux marchands, si ceux-ci ne leur
en donnaient pas. « En Basse Normandie, raconte
Fonssagrives, on a souvent recours, dans les

classes inférieures, à une boisson qui porte le
nom significatif et justifié de *café à mort*. Elle se
prépare en faisant passer du trois-six bouillant sur
du café, et en sucrant ce breuvage avec des pas-
tilles de menthe anglaise ». Et le célèbre hygiéniste
ajoute qu'il n'a jamais vu autant de cancers de
l'estomac que parmi les populations adonnées à ce
breuvage incendiaire.

L'alcoolisme est d'autant plus grave que l'alcool
est plus habituellement ingéré à jeun. On ne tue
pas le ver par cette pratique, mais on tue l'ivrogne
infailliblement.

Il est très difficile de déshabituer un ivrogne de
boire, mais ce n'est pas impossible. Il convient,
pour réussir dans cette tâche, d'éviter les moyens
héroïques, d'abord parce que l'ivrogne ne les ac-
cepterait sans doute pas, ensuite parce qu'ils
seraient dangereux. Il faut à la fois ménager une
transition physique et offrir au malade une com-
pensation sensuelle qui diminue son sacrifice. En
imprégnant d'alcool tous leurs tissus et tous leurs
organes, les ivrognes de profession se sont fait
une vie particulière en dehors de laquelle la misérable santé qui leur reste encore est immédiatement compromise ; on ne les corrigera de leur
vice que progressivement, sous peine des plus
grands risques.

La désassuétude de l'alcool ne peut avoir lieu

sans le consentement et la participation de l'ivrogne ; le consentement est facile à obtenir, mais il n'en est pas de même de la persistance dans la résolution. Il faudra, pour provoquer cette persistance, avoir recours aux influences morales les plus puissantes, multiplier les encouragements, faire appel au sentiment de la dignité et du devoir ; on se servira aussi des moyens d'intimidation qui consistent principalement dans le récit fréquemment renouvelé des misères inhérentes à l'alcoolisme.

Quant aux sociétés de tempérance, très nombreuses aux États-Unis et en Angleterre, leur action est très faible, sinon nulle, parce qu'elles n'ont point de sanction suffisante. « Mahomet, seul, réformateur social et religieux, dit le docteur Semerie, a pu faire reculer devant lui l'immonde fléau ; mais il agissait sur des populations méridionales, naturellement plus sobres, il parlait au nom de Dieu à des gens qui y croyaient. »

Il est une plaie, toute moderne, qui fait dans les rangs de la société de tristes ravages ; c'est le morphinisme, véritable empoisonnement obtenu par l'usage souvent répété des injections sous-cutanées de chlorhydrate ou d'acétate de morphine.

On comprendra facilement l'enthousiasme pour l'injection hypodermique de morphine, lorsqu'on

saura que cette injection anéantit brusquement,
non seulement la douleur physique, mais même
la douleur morale. On se passionne pour la morphine comme on se passionne pour un stimulant.

L'effet produit par l'injection consiste en une
sorte d'ivresse voluptueuse. Un état de vigueur
mêlé à un état de légèreté, la loquacité vive, la
hardiesse physique et psychique, en un mot,
toutes les apparences de la force, tels sont les
effets primordiaux. C'est la phase d'excitation. Mais
à cette phase ne tarde pas à succéder une phase
absolument inverse de faiblesse, de douleur,
d'abattement, de tristesse, de lâcheté : c'est la période de dépression et de stupeur. Pour la chasser,
on recourt de nouveau au flacon et à la seringue.
L'habitude est créée.

La manie de la morphine choisit surtout ses
victimes dans les classes élevées de la société. La
principale raison de cette délimitation, c'est que
la seringue et le poison coûtent cher. Elle a plus
d'adeptes parmi les femmes que parmi les hommes.

Les symptômes du morphinisme consistent en
insomnies, angoisses, hallucinations et cauchemars, illusions des sens, sensations fausses, sensibilité exagérée, névralgies multiples et étranges,
tremblements analogues à ceux du délire alcoolique, perte de l'appétit, constipation opiniâtre. La
piqûre de l'aiguille détermine divers accidents lo-

caux, — phlegmons, abcès, érysipèles, parfois de la
gangrène. Le morphinisé devient d'une faiblesse
extrême ; quelquefois il succombe subitement
dans une syncope, mais le plus souvent il meurt
de congestions internes ou d'inflammation des
reins. Il est d'une maigreur effrayante. Dans la
dernière période du mal, il y a pâleur cadavérique,
délire, atonie du regard, démarche chancelante,
troubles profonds de la vue et de l'ouïe, tendance
au suicide, vomissements, sueurs visqueuses,
palpitations très douloureuses du cœur, tremble-
ment de la langue, paralysie des sens, fourmille-
ments, albuminurie; et à tout cela il faudrait, pour
être complet, ajouter beaucoup d'*et cœtera* non
moins lamentables.

Pour arriver à ces beaux résultats, « le morphiomane, dit le docteur Monin, a souvent pris
progressivement des doses incroyables de son
poison. La dose normale du chlorhydrate de morphine est d'un centigramme au plus; eh bien, il
n'est pas rare de voir un morphiomane répéter
dans une journée cent fois cette dose. Le docteur
Rochard a rapporté au congrès de la Rochelle le
fait d'une jeune femme, parvenue, dit-il, à une
certaine célébrité, et qui, tous les jours s'administre 5 grammes de morphine en injections. »

Pour guérir du morphinisme, il ne faut pas
hésiter à avoir, par exception à la règle générale,

recours aux moyens héroïques. On supprimera brusquement l'usage du poison, afin d'arrêter immédiatement le progrès de la dégradation morale et d'empêcher le malade de céder à ses faiblesses. On prendra l'hydrothérapie pour auxiliaire. Si la suppression brusque du poison était suivie de vomissements, de délires et de troubles mentaux, on administrerait de petites doses souvent répétées de teinture d'opium.

Le docteur Landowski a donné un moyen ingénieux de reconnaître les morphiomanes : il faut, dit-il, rechercher sur l'index et sur le médius de la main droite une sorte de callosité qui est due au frottement causé par le piston de la seringue au niveau de la dernière phalange.

CHAPITRE V

LE TABAC

Que n'a-t-on pas dit et écrit sur le tabac ? On l'a attaqué et défendu par la parole et par le livre ; on a épuisé pour ou contre lui tous les arguments possibles et impossibles. Il y a quelques années, on a vendu aux enchères publiques une vaste bibliothèque composée exclusivement de volumes et de brochures consacrés à cette plante, à ses usages, à ses bienfaits et à ses dangers.

Les uns disent du bien du tabac uniquement pour justifier une de leurs plus chères habitudes ; d'autres en disent du mal dans l'unique but de légitimer une abstention qui est arrivée à revêtir le caractère d'une singularité. Quant aux conseils de l'hygiène, on les a jusqu'à présent fort peu écoutés et il est peu probable que l'on en prenne

souci quelque jour. L'usage du tabac est maintenant toléré dans presque toutes les maisons ;
beaucoup de dames en sont venues à permettre
que l'on fume dans leur salon la cigarette ou le
cigare. A cet envahissement progressif, le Trésor
gagne, mais la santé publique perd.

Considéré au point de vue chimique, le tabac
contient des acides, des corps neutres, quelques
substances minérales, et enfin un alcaloïde volatil,
appelé nicotine, doué d'une puissance toxique
telle que 15 centigrammes suffisent pour donner
la mort.

Les proportions de nicotine contenues dans les
tabacs les plus usités dans la consommation sont
les suivantes :

Tabac de la Havane.	2	%
— des Arabes.	2	—
— du Brésil.	2	—
— de Maryland.	2,29	—
— d'Alsace.	3,24	—
— du Pas-de-Calais.	4,94	—
— d'Ille-et-Vilaine.	6,20	—
— du Nord.	6,38	—
— de Virginie.	6,87	—
— du Lot-et-Garonne.	7,34	—
— du Lot.	7,36	—

L'usage immodéré du tabac à fumer entraîne
une intoxication lente, des troubles de la diges-

tion, de la dyspepsie, des vomissements, de l'anémie, l'affaiblissement et l'irrégularité des battements du cœur, l'angine de poitrine, un amoin-
drissement des facultés intellectuelles, la perte
partielle de la mémoire, des troubles de la vue;
de plus, les fumeurs acharnés ont les dents
noires, les gencives irritées, le larynx enflammé
et atteint de ce que l'on appelle la laryngite des
fumeurs. Enfin on a attribué au tabac l'origine de
la cancroïde de la lèvre, ou cancer des fumeurs ;
mais ici il convient d'observer que le cancer des
lèvres existe chez des femmes et des enfants
n'ayant jamais fumé.

La perte partielle de la mémoire, notamment
de la mémoire des noms propres, est une des conséquences les plus communes de l'abus prolongé
du tabac. « J'ai connu, raconte le docteur Fonssagrives, un fumeur dont la mémoire avait tellement faibli que, se présentant au guichet d'un
bureau de poste pour réclamer une lettre à son
adresse, il ne put que balbutier lorsqu'on lui de-
manda son nom ; il se retira plein de trouble et
d'inquiétude, sans avoir pu mener cette tentative
à bonne fin. » Plus loin, le même auteur ajoute :
« Les exemples de cette influence fourmillent; je
n'en prendrai qu'un, parce que je le sais authen-
tique et qu'il est expressif. Un de mes amis, très
passionné en même temps pour le travail et pour

le cigare, ne donnait à cette sensualité que le temps que lui laissaient ses travaux. Sa mémoire déclinait un peu, mais il s'y résignait comme à la déchéance naturelle d'une faculté qui s'amoindrit avec le temps. Une gastralgie le conduisit à Vichy; là, l'inaction absolue l'amena, à son insu, à l'abus du tabac. Au bout de quinze jours, il y avait un affaiblissement considérable de la mémoire; et un matin elle lui fit complètement défaut au moment où il cherchait à se rappeler le nom d'un de ses enfants. Il s'inquiéta d'abord, puis oublia. Revenu chez lui, il reprit sa vie ordinaire et ses occupations l'éloignèrent de l'abus du cigare. Tout symptôme d'amnésie disparut. Le fait de Vichy restait inexpliqué. Un an plus tard, et dans les mêmes conditions d'inaction et d'abus, le fait se reproduisit avec des caractères plus menaçants. La lumière se fit dans son esprit; il incrimina le tabac, y renonça par un effort qui ne fut pas sans mérite. Le sevrage fut laborieux, mais il en fut récompensé par le retour plein et complet de sa mémoire. Cette faculté a repris chez lui une puissance relative, au lieu de décliner comme elle aurait dû faire sous l'influence des années. »

Donc, l'abus du tabac est nuisible. Mais, d'autre part, les plus célèbres hygiénistes sont d'accord pour reconnaître que fumer modérément est sans inconvénient appréciable, sinon sans résultats heureux. « A dose modérée, la fumée du tabac produit l'excitation cérébrale et facilite le travail » (Professeur Sée). — « Elle augmente l'activité du cerveau, donne momentanément plus de lucidité à la pensée, calme l'ennui et berce l'imagination » (Dᵉ Viry). — « Le tabac s'élève au rang de modificateur moral, et dès lors il faut l'apprécier, non plus avec les seules données de la chimie, mais au point de vue des réactions morales qui jouent un rôle si considérable dans l'hygiène humaine » (Michel Lévy). — « Ne soyons pas un censeur absolu du tabac, car il est des conditions dans lesquelles on ne saurait blâmer son usage modéré. L'ouvrier, après les durs travaux de la journée, éprouve un grand bonheur, en rentrant à son domicile, à fumer une ou deux pipes ; je n'oserais défendre le tabac au soldat dans le bivouac et au marin qui navigue. L'ennui est un mal qui peut conduire à la nostalgie ; le tabac est un remède dont on ne saurait méconnaître la puissance. Le vieillard qui est gagné par l'ennui de vieillir trouve dans le cigare une consolation, une douce habitude dont la privation devient plus dure que celle des aliments ; pour plus d'un malade, c'est un lien qui le rattache à la vie ; dans la convalescence, c'est le premier plaisir. » (Bouchardat.)

Fumez donc, messieurs, si telle est votre fantaisie ; mais gardez-vous de fumer trop. Ne fumez

pas à jeun ; ne vous servez pas de pipes en terre,
mais bien de pipes à réservoir à long tuyau ; ayez
un bout d'ambre pour vos cigares et vos cigarettes,
afin d'empêcher le contact direct de la muqueuse
avec le tabac ; lotionnez-vous la bouche après avoir
fumé ; ne fumez autant que possible qu'à l'air
libre ; servez-vous toujours de tabac bien sec.

En France, le tabac à fumer est le monopole de
l'Etat ; aussi sa manipulation est-elle très sur-
veillée. On peut être sûr que le tabac de la régie
n'est jamais falsifié. Il n'en est pas de même des
tabacs provenant des pays étrangers, qui sont
l'objet de très nombreuses sophistications. On a
trouvé dans certains d'entre eux des feuilles de
rhubarbe, de chicorée et de chou, du varech, de la
mousse, du foin.

Les cigares que l'on vend très cher, les fameux
havanes, sont aussi très souvent falsifiés. C'est
ainsi qu'en France et en Angleterre on a imaginé
d'acheter des cigares à très bas prix à Hambourg
ou à Anvers, et de les expédier à La Havane, où
on les met dans des caisses étiquetées pour les
renvoyer en Europe, où on les vend alors très
cher. D'après Cardon, bon nombre de fraudeurs
ne prendraient même pas la peine de faire subir à
leur marchandise un aussi long voyage. « Il se
fait, dit-il, en Belgique, à Hambourg et à Franc-
fort, un très fructueux commerce de cigares *feuilles*

de choux, vendus comme purs havanes, sous le cachet de la régie, qu'ils ont acquis le droit de porter en payant les droits comme s'ils étaient de provenance directe. Le procédé est bien simple. Aussitôt qu'un vaisseau est signalé à l'entrée de la Baltique ou dans la Manche comme venant de Cuba, on expédie à sa rencontre des barques chargées de caisses de cigares, exactement de même forme que celles de la Havane. Le bois des caisses est exotique et les bandes portent le nom de manufactures créoles, mais le tabac est hollandais ou allemand. Qu'importe... le cachet de la douane change sa nationalité, et, le baptisant havane, décuple sa valeur. » Avis aux fumeurs de cigares étrangers!

Le tabac à priser cause sur la muqueuse nasale une double sensation olfactive et tactile. Celle-ci consiste en un picotement donnant lieu par action réflexe à des éternuements plus ou moins répétés, accompagnés d'une abondante sécrétion de mucus.

Le séjour de la poudre de tabac dans les narines produit quelquefois des étourdissements, de la somnolence, et même des accidents plus graves ; mais de tels phénomènes, liés à l'absorption des principes actifs du tabac, ne sont possibles que lorsque la sécrétion muqueuse fait défaut.

Pris en petite quantité, le tabac à priser excite le

cerveau dans une juste mesure, rend plus actives
et plus fortes les fonctions auxquelles cet organe
préside. Malheureusement, il dégage une odeur
désagréable, et, de plus, il est difficile de priser
proprement.

Quoique des personnages fameux — Marlbo-
rough, par exemple, et Caroline d'Angleterre, pa-
tronne des arts et des sciences, — aient été des
chiqueurs endurcis, la chique n'a pas les préfé-
rences des gens élégants ; elle est l'apanage à peu
près exclusif des soldats, et surtout des matelots.

L'habitude de chiquer donne à la bouche une
odeur très désagréable. En outre, les dents des
chiqueurs jaunissent, se déchaussent et se corro-
dent ; leurs gencives se racornissent. Enfin, la
chique peut déterminer l'inflammation de lá
bouche et du pharinx, l'hypertrophie des amyg-
dales et des piliers du voile du palais, l'obstruction de la trompe auriculaire, des troubles intestinaux allant parfois jusqu'à l'empoisonnement, et
des maladies de l'appareil visuel.

CHAPITRE VI

LES PLAISIRS DE LA TABLE

Les excès de table méritent d'autant plus d'être pris en sérieuse considération par l'hygiéniste qu'ils ont l'occasion de se renouveler constamment, — deux fois par jour au moins, — et que l'âge, au lieu d'en détourner, rend leur attirance plus despotique. Il est des passions qui ont pour frein la satiété ; celle de la bonne chère s'irrite en quelque sorte par la satisfaction qu'on lui donne. Les Anciens disaient : *Plures occidit gula quam gladius* (la bouche tue plus de gens que l'épée).

Ce n'est pas qu'il faille manger ce qui déplaît et ne pas manger ce qui plaît, corriger son appétit et s'imposer de continuelles privations. Loin de là et l'hygiène est assez sage pour ne demander

que le possible et le raisonnable ; elle ne prétend
pas introduire dans les mœurs des gens du monde
l'austérité du régime monacal ; elle veut être une
amie à la fois indulgente et philosophe ; elle tient
compte de l'adage de La Rochefoucault : « C'est
une ennuyeuse santé que celle qui s'achète par un
trop grand régime. »

Fonssagrives l'a dit excellemment : « A côté de
l'appétit réel et légitime, qui demande à être satisfait, il y a l'appétit factice et illégitime qui demande à être contenu ; et nulle part cette distinc-
tion n'est plus nécessaire que pour l'appétit des
aliments, qui se présente avec ces deux formes
trop souvent confondues : appétit de l'estomac,
appétit du palais ; le premier s'apaisant vite, le
second ne s'apaisant jamais ; l'un réglant à la
façon d'un balancier les besoins de la nutrition,
l'autre en masquant l'expression légitime par les
inopportunes sollicitations du désir sensuel. »

Sans doute, tout le monde admet cette distinc-
tion des deux appétits ; mais les avis différeront
dès qu'il s'agira de fixer les limites que l'on doit
imposer à chacun d'eux. Il n'y a pas, en la matière,
de criterium reconnu.

Ce qu'il ne faut jamais perdre de vue, c'est que
la sobriété est avec l'exercice le médecin de l'appétit et que les condiments en sont les empiriques ;
la question revient alors à choisir entre un méde-

cin et un empirique. Il faut remarquer, d'ailleurs,
que la sobriété et l'exercice ne sont pas les ennemis déclarés de la gastronomie, qui est l'esprit de
la gourmandise et n'a jamais passé pour un vice.
Le gastronome sait se modérer, le gourmand ne
sait pas ; et nous avons eu déjà maintes fois
l'occasion d'insister sur l'influence bienfaisante en
toutes choses de la modération. Les communistes
se plaignent qu'une moitié du genre humain mange
trop et que l'autre ne mange pas assez ; leur asser-
tion est fondée, c'est probable, mais ce n'est pas
la science sociale qui rétablira jamais l'équilibre :
seule, la sobriété, prêchée et acceptée, pourrait
avoir ce résultat.

Manger trop est un danger, et Harpagon avait
pour une fois raison quand il disait : il faut manger pour vivre et non pas vivre pour manger. Les
grands mangeurs ont presque continuellement
l'estomac distendu et éprouvent une sensation pénible de vacuité quand par hasard ils se relâchent
de leur voracité ordinaire. Cela tient à ce que la
faim subit, comme tous les autres besoins de notre
nature, le joug tyrannique des habitudes ; qu'on
secoue ce joug résolument, et bientôt l'appétit
factice s'emoussera en même temps que cesseront
les sollicitations maladives de l'estomac.

L'habitude de trop manger prédispose fatalement aux digestions laborieuses, à la torpeur in-

tellectuelle, aux affections organiques du foie et
de l'estomac. On a appelé très justement l'estomac
le laboratoire de l'apoplexie ; les vieillards intem-
pérants sont constamment menacés de cette épée
de Damoclès.

Que pour certaines natures ardentes, la sobriété
soit difficile à pratiquer, c'est fort possible ; cependant le travail, l'activité, un but élévé donné à la
vie, l'exercice de l'intelligence sont pour la conserver des auxiliaires puissants. Du reste, si on
cesse longtemps d'être sobre, on sera contraint
de le redevenir par la déchéance de la santé ; et,
comme disent les bonnes gens, mieux vaut tenir
que voir venir.

On raconte, dans tous les cours d'hygiène, que
le vénitien Cornaro, vieux et usé à trente ans, dut
à la sobriété de le guérir des ravages des excès
qu'il avait commis et mourut centenaire. Lessins
a résumé le système diététique de Cornaro et l'a
réduit aux sept règles suivantes, qui s'adressent
aussi bien aux forts qu'aux débiles : 1° pouvoir,
au sortir de table, se livrer sans fatigue aux exercices intellectuels ; 2° ne sentir nulle langueur
corporelle pendant la digestion ; 3° passer par une
transition ménagée de la vie ordinaire à la vie
sobre ; 4° adapter la formule du régime sobre aux
diverses conditions d'âge, de sexe et d'habitudes ;
5° n'user que d'aliments sains ; 6° ne varier que

très peu les mets et se servir avec discrétion des
condiments ; 7º ne pas prendre l'envie de manger
pour mesure de son appétit.

Voilà un code peu exigeant ; que de personnes,
cependant, le trouveront despotique ! La question,
en somme, est de savoir si l'on aime mieux bien
vivre ou vivre sans maladie et longtemps, si l'on
ne redoute ni la pesanteur de l'esprit ni la dis-
grâce physique de l'obésité. N'oubliez pas qu'il
n'y a jamais eu de centenaires parmi les gourmands ; Apicius vit entre deux indigestions, c'est-
à-dire qu'il vit peu.

Croyez-moi, monsieur du Lecteur, il est mauvais de rester trois heures devant la table du
dîner, dans une atmosphère chaude où l'hygiène
est remplacée par la vapeur des mets, et de poser
à son estomac le problème d'une analyse chimique
horriblement difficile. A cela vous gagnerez
— beau bénéfice ! — de vous endormir lourde-
ment et de vous réveiller blême, engourdi, tourmenté par des crampes. Passe, à la rigueur, pour
une fois ; mais à la longue !...

Il est évident que la sobriété s'impose aux valé-
tudinaires plus encore qu'aux bien-portants. Du
reste, les souffrances que leur causerait l'intempérance les rappelleraient vite aux nécessités de
leur condition ; elles leur enjoindraient avec une
inéluctable sévérité de mettre de l'ordre dans leurs

affaires compromises, de réaliser des économies et de mener un petit train d'existence. « J'ai sous les yeux, dit Foussagrives, des gens chétifs, délicats, qui n'ont que le souffle, dont la vie est en quelque sorte un miracle, et qui confinent à l'extrême vieillesse; la sobriété est le secret de leur longévité. Je connais une valétudinaire de soixante-quinze ans, qui défie, grâce à un régime incroyablement exigu, les arrêts très justifiés que la médecine a depuis longtemps portés contre elle. »

La sobriété n'est pas seulement un moyen de durer; c'est aussi un moyen de guérir. Dulaurens cite, d'après saint Jérôme, le fait suivant, qui montre quel parti les goutteux peuvent tirer d'une abstinence pythagoricienne :

« Rogatien, sénateur romain, estait si griefvement tourmenté de douleurs de goutte aux pieds et aux mains, avec contorsion de ses membres et jointures, qu'il se résolut de ne plus faire aucun compte de sa vie; et là-dessus, ayant pourveu aux affaires de sa maison et rejetté toute façon de vivre délicate, se rendit en la maison de Plotus, philosophe platonicien, afin de mitiger et adoucir les tourments journaliers de son corps par l'instruction de son esprit comme avec une pasture très savoureuse. Il ne mangeait qu'une fois par jour, et encore fort sobrement, et ne buvait point de vin. Et ayant convenablement gardé cette façon de vivre quelque espace de temps, il se vit à la parfin parfaitement guaranti de la goutte, et de plus excellent philosophe. »

L'hygiène ne saurait prendre l'engagement d'assurer ce double résultat aux goutteux qui daigneraient renoncer à la bonne chère, mais la plupart d'entre eux se contenteraient sans doute de sa moitié.

CHAPITRE VII

LE SOMMEIL

Le sommeil est, avec l'alimentation, le grand moyen réparateur des forces de l'homme ; c'est ce que l'on exprime en disant : qui dort dîne.

L'homme ne peut se priver longtemps de sommeil ; s'il y parvient par un effort de volonté, c'est au prix de lésions graves du cerveau et des organes des sens. Le besoin de sommeil est moins impérieux chez les personnes robustes et sanguines que chez les personnes faibles et nerveuses ; il faut, toutefois, reconnaître que certains individus éprouvent le besoin de dormir plus que d'autres pour de simples raisons d'idiosyncrasie.

L'habitude est aussi pour quelque chose dans le besoin de dormir ; mais il est un minimum de sommeil qui s'impose et que l'on ne saurait diminuer

15.

sans s'exposer à une déchéance à la fois physique et morale. La privation de sommeil arrive aisément à détruire la santé ; elle amaigrit, débilite, amoindrit la résistance aux influences pathogéniques. D'autre part, il faut dormir à des heures convenables, et l'habitude ne fera jamais que l'on puisse impunément faire la nuit du jour et le jour de la nuit. Les professions qui obligent aux veilles prolongées finissent par déterminer l'anémie, la faiblesse irritable, le nervosisme, les maladies du cerveau et de la moelle, les palpitations du cœur.

Le travail de l'esprit ne rend pas le sommeil moins nécessaire que le travail corporel ; l'insomnie qui le suit quelquefois est due, non pas à l'absence de fatigue, mais à l'excitation des organes cérébraux.

Lorsqu'on s'endort immédiatement après un repas, la digestion est précipitée et les aliments passent dans l'intestin grêle avant d'avoir été complètement digérés par l'estomac ; il peut résulter de là un dérangement des fonctions digestives qui se manifestera surtout au réveil. Quand la première période de la digestion est passée, le sommeil n'a plus aucun inconvénient. Deux heures d'intervalle, au moins, sont nécessaires entre le repas et l'instant où l'on se met au lit ; il est préférable qu'il y en ait trois, et même quatre.

Quand on a dormi trop longtemps, on éprouve,

en s'éveillant, une sensation d'apathie et de langueur qui persiste souvent pendant une partie de
la journée; on est sans appétit et la tête est endo-
lorie. Si au sommeil trop prolongé s'ajoutent une
alimentation abondante et un exercice insuffisant,
on s'expose à la pléthore sanguine. Aux divers âges,
et en mettant de côté les idiosyncrasies spéciales,
le durée moyenne du sommeil doit être la suivante : pour les enfants qui viennent de naître,
tout le temps qui n'est pas consacré à l'alimentation :
pour les adolescents, de huit à dix heures ; pour
les adultes, de six à huit ; pour les vieillards, six
heures.

L'habitude peut modifier légèrement ces règles:
grâce à elle, on s'endort et on s'éveille à la même
heure. Les personnes dont la constitution est
faible et délicate et les gens lymphatiques feront
bien de s'accorder un supplément de sommeil.
Pendant les semaines les plus chaudes de l'été,
la sieste est une excellente pratique.

Après tout travail anormal, physique ou intel-
lectuel, on dormira plus longtemps qu'en temps
ordinaire pour réparer intégralement la perte des
forces.

Pendant les convalescences, le besoin de sommeil doit être pleinement satisfait, et il ne faut pas
craindre d'augmenter considérablement le temps
accordé dans les circonstances normales ; il sera,

alors plus que jamais, un réparateur nécessaire des forces.

On évitera le réveil en sursaut; il peut produire des spasmes nerveux.

A aucun âge de la vie, il ne faut chercher à provoquer le sommeil par des moyens artificiels. Tout au plus peut-on admettre que l'on berce les enfants pour les endormir; encore est-ce leur donner une mauvaise habitude dont ils se prévaudront pour fatiguer leurs parents de leurs cris. L'usage des narcotiques pour les adultes et les vieillards est absolument blâmable. L'ingestion de ces substances peut déterminer des congestions, qui, souvent renouvelées, établissent un point de départ pour des accidents plus graves. De plus, on s'habitue aux narcotiques, et, pour qu'ils produisent quelque effet, on est vite obligé d'en augmenter la dose, d'où résulte une altération de la sensibilité et un engourdissement des facultés intellectuelles.

Le cauchemar peut tenir à des causes très diverses : mauvaise position du corps pendant le sommeil; maladie du cerveau, du cœur, de l'estomac ou des poumons; affections nerveuses, hystérie, épilepsie, hypocondrie; graves préoccupations ou grande fatigue intellectuelle. Pour prévenir le cauchemar, il y a plusieurs précautions à prendre; on se livrera dans la journée à un exercice modéré, on reposera sur le côté droit, la tête

et les épaules un peu élevées, on ne lira pas avant
de s'endormir des histoires tristes ; si malgré tout
cela le cauchemar persistait, c'est qu'il provien-
drait d'un état morbide, et il faudrait, pour le combattre, s'attaquer à la cause même de l'état dont
il serait la conséquence.

FIN

TABLE

PREMIÈRE PARTIE
L'HABITATION

TABLE 269

TROISIÈME PARTIE

LES SOINS CORPORELS

CHAPITRE PREMIER. — LA PEAU.

TABLE 271

QUATRIÈME PARTIE

LES VÊTEMENTS

CINQUIÈME PARTIE

LES TEMPÉRAMENTS ET LES HABITUDES

CHAPITRE PREMIER. — LES TEMPÉRAMENTS.

TABLE 273

ÉMILE COLIN — IMP. DE LAGNY

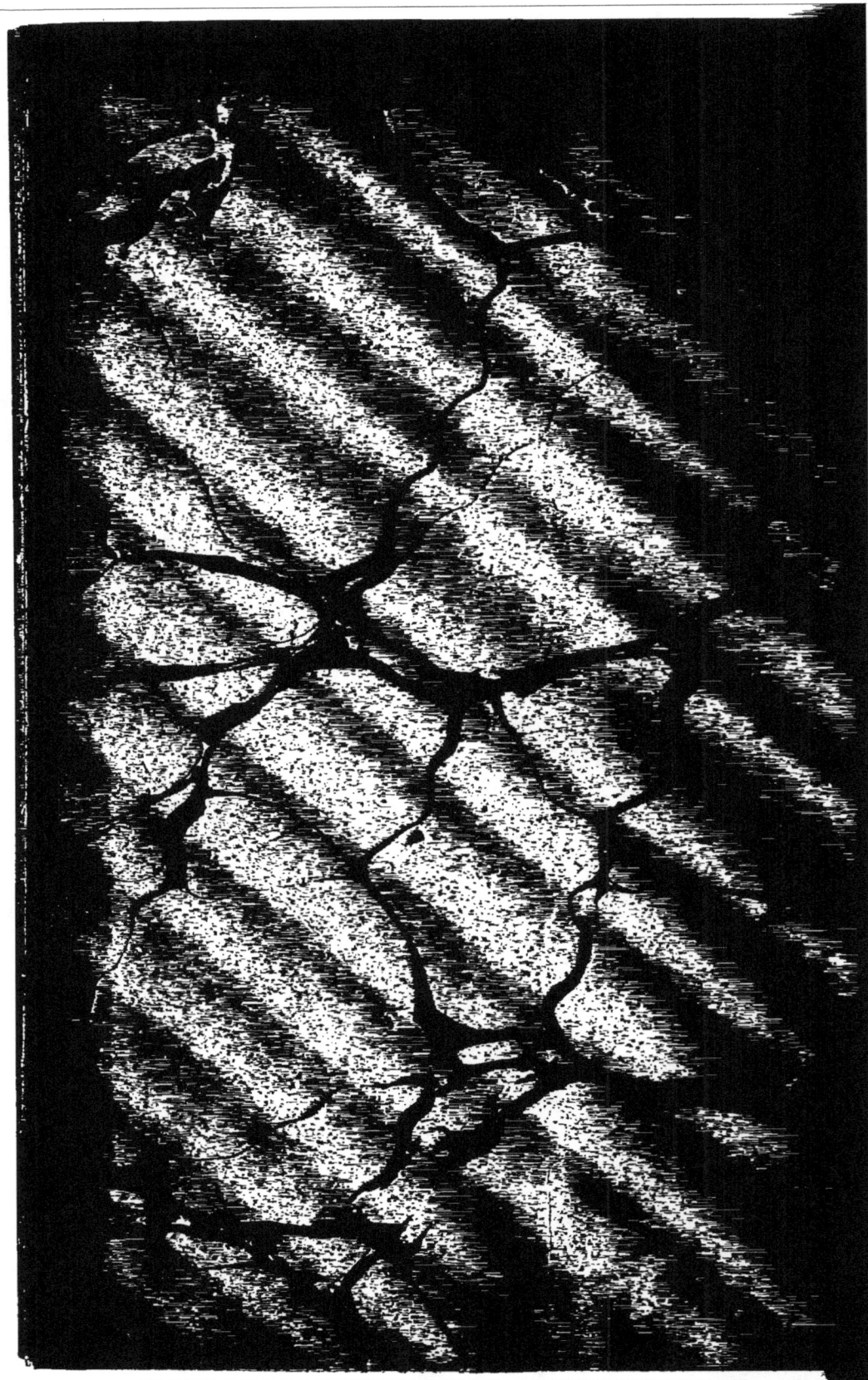

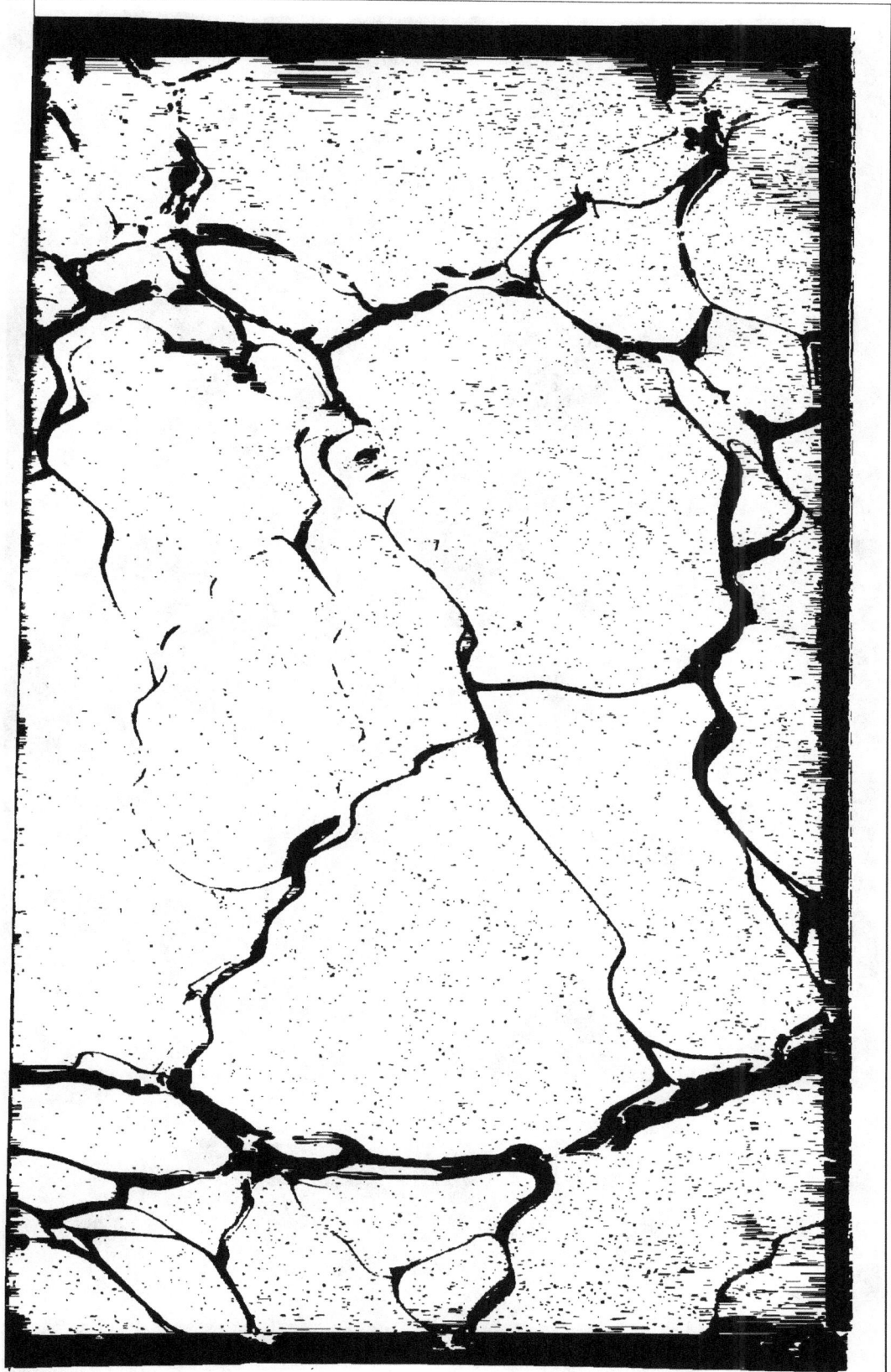